常见病外治疗法丛书·刘万里 主编

妇科常见病外治疗法

陆 勤 主编

中国中医药出版社

·北京·

U0307902

图书在版编目（CIP）数据

妇科常见病外治疗法 / 陆勤主编 . —北京：中国中医药出版社，2017.9
（常见病外治疗法丛书）（2021.1重印）
ISBN 978 – 7 – 5132 – 4342 – 1

Ⅰ. ①妇…　Ⅱ. ①陆…　Ⅲ. ①妇科病—常见病—外治法
Ⅳ. ① R271.105

中国版本图书馆 CIP 数据核字（2017）第 166961 号

中国中医药出版社出版

北京经济技术开发区科创十三街 31 号院二区 8 号楼
邮政编码　100176
传真　010-64405721
廊坊市祥丰印刷有限公司印刷
各地新华书店经销

开本 710×1000　1/16　印张 15.5　字数 217 千字
2017 年 9 月第 1 版　2021 年 1 月第 2 次印刷
书号　ISBN 978 – 7 – 5132 – 4342– 1

定价　49.00 元
网址　www.cptcm.com

社 长 热 线　010-64405720
购 书 热 线　010-89535836
维 权 打 假　010-64405753

微信服务号　zgzyycbs
微商城网址　https://kdt.im/LIdUGr
官 方 微 博　http://e.weibo.com/cptcm
天猫旗舰店网址　https://zgzyycbs.tmall.com

郑培华（南京中医药大学附属南京市中西医结合医院）

姚　昶（南京中医药大学附属医院　江苏省中医院）

夏承志（南京中医药大学附属南京市中西医结合医院）

钱春发（南京中医药大学附属南京市中西医结合医院）

徐天舒（南京大学医学院附属鼓楼医院）

徐梅昌（南京中医药大学附属南京市中西医结合医院）

黄子慧（南京中医药大学附属南京市中西医结合医院）

崔　倪（南京中医药大学附属南京市中西医结合医院）

章一凡（南京中医药大学苏州附属医院　苏州市中医医院）

韩元龙（南通市第六人民医院）

颜延凤（南京中医药大学附属南京市中西医结合医院）

戴奇斌（南京中医药大学附属南京市中西医结合医院）

前言

中医药学是中华民族原创的医学科学，是中华文明的重要组成部分，几千年来在保障中华民族的繁衍昌盛方面做出了巨大贡献，即使在现代医学飞速发展的今天，中医药仍在为维护人民健康发挥不可替代的作用。经过历代医家的不断摸索总结与经验传承，中医药学已经建立了从理论到临床的一个非常完善的诊治体系，在疾病的预防、诊断与治疗方面独具特色，在众多中医治疗方法中，外治法历史悠久，自成体系，具有非常重要的地位；它既可独立使用，也可与其他疗法结合使用，具有简便验廉的特点，深受广大医护人员与患者的欢迎，目前广泛应用于临床。

中医外治疗法的内容非常丰富，据有关文献记载多达 400 余种，概括起来可分两大类：药物外治法、非药物外治法。在治疗范围上一般分内病外治、外病外治两大类，具体到临床，外治法又分为内科疾病外治法、外科疾病外治法、妇科疾病外治法、儿科疾病外治法、骨科疾病外治法等。常用的外治疗法包括：按摩、熏洗、敷贴、膏药、脐疗、足疗、耳穴疗法、针灸、物理疗法等百余种。与内治法相比，外治法具有"殊途同归，异曲同工"之妙，对"不肯服药之人，不能服药之症"，尤其对危重病症，更能显示出独特的疗效，故有"良丁（高明的医生）不废外治"之说。

为整理规范中医外治疗法，传承中医治疗特色，推广中医适宜技术，让更多的临床医生，尤其是基层医生、全科医生系统了解中医外治疗法，进而学习掌握其治疗范围、适应病症、操作要点，更好地服务于临床，提高临床疗效，江苏省中西医结合学会外治法专业委员会会同南京市中西医结合医院的上百位中医外治专家及临床医师共同撰写了本丛书。

江苏省中西医结合学会外治法专业委员会是江苏省中医药系统成立较早的专业学会，集中了全省在外治法使用方面具有丰富经验的中医专家，而作为学会主委单位的南京市中西医结合医院是江苏省中西医结合学会外治法研究中心，医院的传统特色专科——中医外科（瘰疬、骨痨）是国家中医药管理局的重点专科，外治疗法效果突出，在全国有较大的影响力；在此基础上医院一直鼓励各临床专科医生使用外治疗法，均已形成各专科自己的外治特色。

丛书分为五个分册：《内科常见病外治疗法》《外科常见病外治疗法》《妇科常见病外治疗法》《儿科常见病外治疗法》《骨伤常见病外治疗法》。各分册均分上篇和下篇两个部分。上篇为总论，主要介绍本专科常用的外治方法；下篇为各论，主要介绍外治疗法在疾病治疗中的具体运用，以疾病为纲，治疗方法为目，按优先推荐次序分别列举临床技术成熟、疗效可靠的外治疗法，详细说明其适应证、操作方法、疗法特点及注意事项等，并在临床应用方面也加以论述，部分病种还附有插图和典型案例。全套书力求行文简明扼要，重点突出疗法的临床实用性和操作规范性，共总结了内科、外科、妇科、儿科、骨伤等共计170余个病种的外治疗法，可谓汇集目前各临床专科常见病种外治疗法之大成。

丛书编写从2015年9月启动以来，得到了江苏省中西医结合学会、南京市中西医结合医院、中国中医药出版社领导的大力支持，参加编写的专家投入了大量的时间和精力，倾注了大量的心血，历时一年半，终于得以完成。但因编者能力水平有限，疏漏之处在所难免，恳请广大读者与同道提出批评意见，以便再版时修正。

期待这套丛书的出版发行，为广大临床医生及中医爱好者提供中医外治疗法的专业上乘之作，以便更好地推广中医外治技术，进一步突出中医的诊治特色，提高临床疗效，最终为广大患者服务。

江苏省中西医结合学会外治法专业委员会主任委员

南京市中西医结合医院院长　　　刘万里

2017年5月

编写说明

　　妇科疾病外治法是在中医理论指导下，针对女性的生理、病理特点进行辨证论治，除内服药以外的治疗方法。从古到今，历代医家在不断的实践中逐步形成了独特的理论，积累了丰富的治疗经验，在临床上也获得了神奇的疗效，为解除广大妇女的病痛，发挥了巨大的作用。在科学飞速发展的今天，随着传统药物剂型的不断改进，外治器械不断创新，许多新的外治方法不断涌现，在妇科疾病的治疗上显示出其独特的优势，收到良好的治疗效果。由于疾病外治疗法具有作用迅速、易学易用、容易推广、使用安全、毒副作用少、患者乐于接受的优点，越来越被更多的临床医生所关注。外治法对妇科病有独特疗效的报道也散见于书刊之中。但妇科病外治方面较系统、完整的专著甚少。为顺应时代对妇科病外治的新需求，充分反映外治研究的新成果新进展，从总体上提高对妇科病的治疗效果，给广大医务工作者，尤其是基层的卫生人员，提供对妇科病简便、灵活、多样、确切的外治方法。常见病外治疗法丛书编委会组织编著了《妇科常见病外治疗法》分册。分册编委会参阅古今文献及医学期刊，反复斟酌筛选、研究分析、纳精汇萃，体味精华，博采众长，并结合编著者的临床外治经验，编著成册，务求实用。希望能给读者以启迪和帮助，对中医妇科病外治的研究和提高起到积极的作用。

　　本书内容分上篇总论和下篇各论两部分，上篇总论概述妇科病中医外治的起源、发展、治疗方法及临床应用要点。下篇各论对目前临床常见的妇科疾病进行归类、筛选，结合临床实际以中医病名为主，部分疾病以西医疾病命名。精选最为适合外治法应用的病种，以病为纲，以法为目，每种治法下分列适应证、操作方法、疗法特点、注意事项、临床应用等项目，条理分明，方便实用，可供中医药工作者尤其是临床医生临证参考使用。

《妇科常见病外治疗法》编委会

2017 年 6 月

目录

上篇 总论

中医外治法主要指不经口服给药，而从体表皮肤、黏膜途径给药，治疗各种疾病的一类方法。如药物外洗、敷、熏、针灸、按摩等均属外治法，广泛应用于临床各科。

中医妇科外治法在妇科治疗学中，是一类重要的治病方法，与内治法互相补充，具有异曲同工之妙。妇科外治法内容丰富，有淋洗、熏洗、冲洗、热熨、贴敷、纳入、烟熏、嗅鼻、发泡、药枕、灌肠诸法。其中阴部直接冲洗、纳入、熏蒸的局部治疗是其他内治方法无可比拟的、具有独特治疗效果的方法，是中医妇科治疗学的一大特色。熟练掌握这些方法并用于临床，可以大大丰富临床治疗手段，提高治疗效果。

第一章 中医妇科外治法的形成和发展

中医妇科学是随着医学的产生和发展而进一步分化出来的。由于女性的特殊生理和经、带、胎、产的特点,产生了内服外用、风格多样的妇科疾病治疗方法。几千年来,这些方法在我国妇女保健和妇科疾病的治疗中起到了很大作用。

中医妇科外治法是建立在中医妇科学和传统外治法基础之上的。商朝的甲骨文中就有妇人病和产病的记载;西周时期的《周易》中就有"妇孕不育"和"妇三岁不孕"的记载;在春秋战国时期成书的我国现存最早的经典医籍《黄帝内经》的许多篇章中,都散在地描述了妇女的生理、病理、诊法及孕妇患病服药问题。这些朴素的认识,使中医妇科学理论初具雏形。在长沙马王堆汉墓出土的帛书《五十二病方》中也多处记载有妇产科治疗方法,而外治方面已经有用熏、熨、敷、洗法治疗内、外、肛肠疾病的记载。同时《内经》还确立了"内者内治,外者外治"的治疗法则,并在全书为数不多的几个处方中记载了"桂心渍酒以熨寒痹""白酒和桂以除风中血脉"的外治法,说明外治法在早期的医学中是受到相当重视的。

东汉末年,出现了中医妇科外治法较完整的记载,中医妇科的治疗体系逐步形成。这个时期的张仲景、华佗均对外治法做出了较大贡献。在伟大医学家张仲景著的《伤寒杂病论》中列有《妇人妊娠病脉证并治》《妇人产后病脉证并治》《妇人杂病脉证并治》三篇,详细记载了妊娠呕吐、流产、产后抽风、产后昏晕、带下、闭经、前阴诸疾等疾病的脉证和主治方药,列方36首。其中载录有妇科外治法坐药及阴道冲洗法,如"阴中蚀疮烂者,狼牙汤洗之""蛇床子散方,温阴中坐药""妇人经水闭不利,脏坚癖不止,中有干血,下白物,矾石丸主之",且具体描述了冲洗药物、坐药的制作及使用方法等。此外,书中还介绍了熏蒸法、熨法、灸法、膏摩法、灌肠法、润导法等多种外治法,实开妇科外治法应用之先河。

晋及南北朝时期,中医妇科学的理论虽无大的发展,但外治方面的内容却较汉时丰富。在现存的南齐·龚庆宣的《刘涓子鬼遗方》、晋·葛洪的《肘后备急方》、晋·陈延之的《小品方辑校》以及北周·姚增垣的《集验方》中所散见的妇科外治已涉及胎前产后的诸多内容。如交接出血、催生、产后胞衣不下、产后阴挺、产后阴冷、产后身肿、产后小便数、妇人阴蚀、乳中痛，乳生疮及下胎等。所用外治方，有熏洗法、膏敷法、冲洗法、热熨法、嚏鼻法、纳入法、定位敷贴法。其中《小品方》载用附子末、酒或醋调贴足心下胎，为后世穴位敷贴的内病外治奠定了基础。

隋唐时期，中医妇科的理论与实践得到了很大发展，中医妇科的理论体系基本形成。巢元方的《诸病源候论》、孙思邈的《备急千金要方》及王焘的《外台秘要》对前人的认识和经验进行了总结，尤其是孙思邈妇人三卷，明确提出了把妇科设立为专科，并且详细论述了求子、妊娠病、临产、产后病、月经病、带下病、杂病的证候及治疗方法，收集药方 540 余方，范围已较《金匮要略》及之前方书中所论述的妇科病更为广泛。其中对妇科的外治也有了进一步的发展，除局部治疗外，脐疗已受到足够重视和应用，产生了诸如用浓醋喷面部治疗产后血晕以应急的方法。

晚唐时期，出现了我国妇产科第一部专著《经效产宝》。该书为公元 852 年由昝殷所撰。书中以胎产之疾为主，计有妊娠病 12 论、产后病 25 论，有论有方，理法方药完备。外治方面记述了催生、下胞衣、治产后大便难及乳痈、乳汁自出等病的方法。特别是外敷治疗乳疾的内容更为丰富，如用丁香末外敷治乳头破裂、酒调药末外敷治疗乳痈初起、鲜药捣烂外敷治疗乳痈、药方煎服后用药渣趁热外敷、或用棉布蘸药汁热敷治疗乳汁自出、以及用紫柳根皮捣烂炒热布包熨敷治疗乳痈多日不愈等。此外，尚有手握石燕催产、热石灰汁温浸外阴治疗子宫下垂、醋调灶心土纳脐、治胞衣不下等均为前人所未用。

宋代是中医妇科成熟和发展的时期。由于官方的重视，妇产专科的设立及教育机构也逐步完善，因而妇产科专著也问世较多。早期有李师圣等的《产育宝庆集》、朱瑞章的《卫生家宝产科备要》、薛仲轩的《坤元是保》。内容较为完备的是陈自明著的《妇人大全良方》，该书集宋以前妇科理论与实践之大成，概括了妇女病的全部内容，设立八门，分别论述了妇科病的病因、症状、方药，共260论，深为后世医家所称道。《妇人大全良方》广搜博采，引述百家之言，使妇科外治得到充实。其用法之广、用方之多，是前人典籍中尚未多见的。治法上除广泛地用外敷、热熨、冲洗、坐药等法外，也充分地应用"下病上取"之嚏鼻、塞鼻、吹药入鼻的方法来治疗"宫冷不孕""倒经""产后衄血""胎衣不下"等病；用搓背令热，涂药于背治疗产后咳嗽、矢气等。该书所收外治方达70首之多，所治病20余种，这些都极大地丰富了妇科外治法的内容，为妇科外治自成体系奠定了基础。

宋代其他一些方书如《太平圣惠方》《圣济总录》《普济本事方》《济生方》《杨氏家藏方》等书也收藏了大量的妇科方剂，其中包括许多外治方。如《太平圣惠方》治疗乳生结核用水膏、鸡蛋清药膏、生药捣汁敷贴；《普济方》治妊娠热病护胎法；《杨氏家藏方》之吴萸浴汤先熏后洗治疗妇女"下焦虚冷，脐腹痛疼，带下五色，月水崩漏，淋漓不断"等均有独到之处。

金元时期，妇科方面的见解和经验散见于刘完素、张子和、李东垣、朱丹溪等诸家著述中，而外治方法发挥不多，仅见李东垣《东垣试效方》之"坐药龙盐膏""胜阴丹""坐药回阳丹"以治痛经以及许国帧《御药院方》之"麝香丸"纳阴中以疗阴冷、带下、不孕。

明代有万全的《妇人秘科》、张景岳的《景岳全书·妇人规》、王肯堂《妇科证治准绳》、武之望的《济阴纲目》，他们虽对中医妇科理论和治法方药有较大贡献，但在外治方面却大都是记录前人之方法。然王化贞所著之《产鉴》所载的复方贴脐治转胞；椒澄茱萸汤熏淋外阴治疗冻产，其所述冻产原因及预防措施均是现代产科值得借鉴的。此外，还有张洁的《仁术便览》所述复方涂足心及局部外搽治杨梅疮；张时彻的《急救良方》用蓖麻子研敷足心催生，贴百会穴配合贴足心矫正胎位；李时珍的《本草纲目》之芫花根、牛膝根纳阴道引产，单味吴萸研末纳阴部治阴冷等均为外治法的内容完善做出了贡献。

清代妇科名家辈出，著述颇多，积累了丰富的临证心得，充实了外治内容。如沈金鳌的《妇科玉尺》中对妇科杂病的"五瘕"外治描述最详，指出疗血瘕用"大黄、当归各半两，皂荚、山萸各 50g，细辛、戎盐各 12.5g，猪脂丸如指大。每一丸，绵裹纳阴中，正坐良久，瘕当下"。这显然对妇科生殖器的肿瘤有治疗作用。又如肖慎斋的《女科经论》中记载的临产时，为使产道滑利以利生产的"酥油调滑石方"对预防滞产、保护外阴、避免损伤是有价值的。《妇科秘书八种·毓鳞验方》则详细收载了治疗男女不孕症及房中补益方，是治疗不育症及妇女保健不可多得的资料。但是系统地论述外治，并广泛地用于临床各科、自成体系的，公推清·吴师机《理瀹骈文》，是我国医学史中第一本外治专书。该书不但是作者几十年临床经验的积累，而且也是清以前千余年历代医学家的经验的汇集。他参考《外科正宗》《本草纲目》《医宗金鉴》等书的有关内容，以膏药为主，改进了方剂，扩大了其膏药薄贴的外治范围，主张用外治法通治百病。每证用药，都以膏药薄贴为首选，选择性地配以点、敷、熨、熏、浸、洗、擦、坐、嚏、缚、烙、刮痧、火罐、推拿等数十种外治方法。经过 20 多年"月阅证四五千人，岁约五六万人"的临床实践后，他曾感慨地说："余初亦未有敢谓外治必能得效，逮亲验万人，始知膏药能治病，无殊汤药，用之得法，其响立应。"对于妇科病外治，补前人所未备，列出治疗妇科各期病证的膏药 19 首，采用熏、熨、洗、敷等法 10 余种，所治妇科病多达 30 余种，极大地丰富了妇科外治的内容。此外，清代其余书籍如赵学敏的《串雅内编》《串雅外编》鲍相璈的《验方新编》《妇科秘方》，清浦诸君子的《寿世编》等不同程度地对妇科外治做出了贡献。

晚清以至新中国成立之初，由于西医大规模的输入，许多开明的医学家兼收并蓄，汇通中西，在妇科理论和临证治疗方面，认识进一步深化。此期唐容川的《血证论》、张锡纯的《医学衷中参西录》、张山雷的《沈氏女科辑要笺正》、叶橘泉的《近世妇科中药处方集》都出现了不少西学为用的外治方剂。尤其是叶橘泉以一个近代药学家的眼光，提出了妇科外治剂型的改革意见，如建议把阴道坐药的绢袋盛、丸剂都改成易于崩解的栓剂，而且对前阴诸疾外治方的适应证还提出了现医学名词"阴道炎""子宫内膜炎"，这些对疗效的观察和总结有很大帮助。此期的传统医方如王慎轩的《女科医学实验录》、竹林寺僧的《竹林寺女科秘方》《校正女科秘方》等所载外治方剂都有其独到之处。

新中国成立以来，在党的中医政策指引下，中医妇科得到很大的发展。中医妇科学在中医院校中已成为主要的临床必修课。在《中医妇科学》教材中列有外治内容，各地的妇产医院、妇幼保健院在日常诊疗时也都大量地用到外治法，用于妇科的外治剂型不断涌现，如治疗宫颈糜烂、宫颈癌、宫外孕、附件炎、盆腔炎、不孕症、痛经、崩漏、阴道炎的外用剂包括栓剂、膜剂、敷剂、膏剂、贴剂、冲洗剂等都在临床使用。使妇科外治法成为内治及其他疗法之外的一个必不可少的组成部分。这些方法和药品为综合治疗妇科疾病，提高疗效提供了必不可少的手段，从而也为中医妇科外治法研究奠定了理论及实践基础。因此，我们在学习和研究中医妇科学，继承和发掘中医药学遗产，学习和研究当代中医妇科临床新经验、新成果的基础上，进一步提高妇科外治法的理论和实践，为发展中医药学，保障妇女健康做出贡献。

第二章 中医妇科外治法的特点

外治法是中医妇科治疗中必不可少的一类方法,尤其是以前阴为主的妇科炎症性疾病及产后诸疾等通过外治方法能迅速治愈,弥补了内治法的不足之处。而妇科经、带、胎、产诸疾的外治,又常与内治相得益彰,缩短了治疗周期,提高了疗效。外治法在妇科疾病的治疗上颇具特色。

一、适应证广,方法众多

绝大部分妇科疾病均有外治方法,适应范围广。早在宋代陈自明的《妇人大全良方》中就载录了30余种妇科病的外治法,对慢性妇科疾病的治疗,如月经病、盆腔炎、宫颈炎、阴道炎等,不仅可用外敷、外洗、纳入法治疗,还可用灌肠法治疗,为临床所常用。对许多妇产科急症,如治疗痛经的痛经膜、痛经外敷散及产后血晕的淬醋熏法;治疗难产或胎盘滞留时,采用蓖麻子捣敷脐或足心法;治疗妊娠热病时,采用护胎法等都独具特色,而且取效迅速。妇科病外治历史悠久,经过漫长岁月和历史验证,不断总结创新,方法日益增多,有些疗法已达到妇科医学的最新前沿。妇科病外治涉及百余种方法,可分为急救外治法、五官九窍外治法、腧穴外治法、皮肤外治法、病变局部外治法等数类,基本适用于妇科的各种疾病。仅药物敷贴一种疗法,即可治疗十余种妇科疾病。然临床实际应用仍以治疗慢性疾病为主。

二、取材容易,操作简便

妇科外治所用剂型广泛,使用方法多样,治疗部位除穴位敷贴外,大部分疾病多局限在外阴或下腹部。其剂型除由工厂正式生产的成药外,大多可因病取方、因方调制,不但医生可自行制备,患者也可遵医嘱自行配制、自行治疗。如很多外搽、熏洗、冲洗的方法,十分适合外阴疾病的自疗。除冲洗、熏洗、热熨需要较多药材外,其余贴敷、纳入、鼻嗅、涂搽均需药较少,一次用量5~10g即可。有些还可就地取材或用鲜品,如葱、蒜、盐、醋、芥菜子等。对于一些慢性病如功能性不孕,需内服较长时间且药费昂贵,给患者增添较大的经济负担。

而适当制成阴道用药或外贴敷药，即使坚持数个疗程，其花费亦不会太大，减轻了患者的经济负担。

三、安全稳妥，毒副作用小

妇科外治法用药大部分为常用药，无论穴敷、搽、洗熨、熏，都是通过体表给药，药物的作用不像内服、注射那样很快达到峰值，可随时观察其适应和耐受的情况而决定是否继续使用。正如《理瀹骈文》所说："外治法治而不效，亦不致造成坏症，犹可另易他药以收效，未若内服不当则有贻误病机之弊。"急症外治，目的很明确，大多急则治标，不会有大的失误。阴道内用药，如治疗一些肿瘤或宫颈糜烂，即使使用一些有毒药品，但因用量较小，仍然安全稳妥而毒副作用少。至于因贴敷葱、蒜、芥子或外贴日久而刺激产生的皮肤局部痒疹、水疱，则无大碍，只要间断用药或将水疱及时处理，症状自然逐渐消失。此外，对某些疾病部位往往采用局部或关系密切部位施药，因其在局部形成较高的药物浓度，而血中药物浓度则甚微。也有的外治法通过人体吸收而发挥作用，直接进入血循环，避免药物对肝脏及其他器官的毒副作用。敷脐、耳压、灯照、热敷等疗法则几乎无毒副作用。只要辨证准确，施治得当，操作细致，一般说来外治法是比较安全稳妥的。

四、多途径给药，直达病所

外治疗法具有多种可供选择的治疗途径，对于不能口服或鼻饲困难以及儿童难以服药、久病体虚或脾胃运化功能障碍、难以攻补之人，均可施用，每能起到内治所不能起到的作用，或补内治所不足。既可单独选择一种外治疗法，也可多种外治疗法共同施用，必要时与内治联合运用，可使疗效大大提高。外治法使药物直接作用于病变部位，如阴道炎直接用栓剂，其效果尤佳，绝非内治法可比。这也是外治法最为显著的特点。随着中药外治疗法的不断增多和逐渐完善，其局部治疗作用必将进一步延伸和加强，外治法这一特点也将更为突出。

第三章　中医妇科常用外治方法

一、熏蒸疗法

药浴熏蒸熏洗是中医外治疗法中较为重要的手段。常以中药饮片水煎以后，利用药物煎汤的蒸汽熏蒸患处，并用温热药液淋洗局部及相关部位；或用煎出液洗浴，以起治疗作用。

1. 适应证 用于外阴炎、阴道炎、盆腔炎、外阴白色病变、外阴湿疹、阴痒、外阴尖锐湿疣、阴道痉挛、子宫脱垂、胎位不正、妊娠肿胀、妊娠小便不通、产后小便不通、产后身痛、腹部手术后尿潴留、手术后局部血肿、硬结及愈合不良、不孕症等疾病。

2. 操作方法 熏蒸法中的蒸汽熏蒸法，可以将煮好的药物倾倒入盆内，盆上放一木板，令患者坐在木板上，用布围住全身及盆，露出头面，进行全身熏蒸；或将患部放在盆上，上覆毛巾，进行局部熏蒸。近年来也有使用熏蒸仪器，对局部或经络循环部位进行熏蒸治疗的。

3. 疗法特点 人体通过分布于全身的经络，内联五脏六腑，外络四肢肌肤、五官百骸，沟通内外，贯穿上下，构成有机整体。经络也就成为人体气血（津液）运行的通路，熏蒸正是利用经络沟通内外，通过人体皮肤、穴位给药，使药物直达脏腑。正如吴师机在《理瀹骈文》中说："病之所在，各有其位，各有其名，各有其形……按其位，循其名，核其形，就病以治病，皮肤隔而毛窍通，不见脏腑恰达脏腑也。"熏洗法通过药物渗透皮肤，由经入脏，输布全身，直达病所，进行补虚泻实、调和阴阳，使人体的各种功能得以恢复正常。熏蒸疗法除了全身熏蒸外，还可对局部进行熏蒸治疗，对病变部位起到清热解毒、消肿止痛、祛风止痒、抗毒祛腐等作用。对某些感染疾病，药液通过与皮肤的接触，一方面可持续不断地给药，一方面可清除局部致病原与代谢产物，有利于更快地祛除疾病。

4. 注意事项 ①注意保温，防止患者受寒，同时还要适当调整药液的温度与距离，以免烫伤患者的皮肤或影响临床疗效。②要保证室内空气流通，防止湿度过大，引起患者的不适或导致意外。③凡阴道出血，或患处出血、或月经期、妊娠期等禁用此法。④用具要分开使用，以防交叉感染。

二、湿浴疗法

通过药液湿洗患部，用以治病的一种方法，称为湿浴法。

妇科湿浴法的最早文字记载见于战国时期的《五十二病方》，其中称："产痂：先善以水洒，而灸蛇膏令消，傅。"这里的"水洒"，相当于后人所谓的射淋法。以后在汉代的《金匮要略》中，就有治疗阴中蚀疮者，用狼牙煎汤沥阴中的记载。随着年代的推延，湿浴法在妇科的适应证不断扩大，成为妇科外治法中的主要疗法之一。

1. 适应证 适用于月经不调及月经前后诸症、带下病、子宫颈炎、外阴炎、阴道炎、外阴白色病损、阴肿、外阴湿疹、外阴尖锐湿疣、阴痒、阴冷、阴道干燥症、子宫脱垂、盆腔炎、胎位不正、妊娠肿胀、妊娠小便不通、妊娠瘙痒症、产后身痛、不孕症、面部色素沉着、更年期综合征、性交疼痛等疾病。

2. 操作方法 湿浴法可分为沐浴法与射淋法。根据疾病的需要，选择适当的药物。如将药物煎取2～3次，药汁合在一起，或可再加用热水。待药液温度适当时，再进行湿浴，每日1～2次。沐浴法（包括坐浴、湿渍），每次一般30～60分钟。射淋法要将药汁装入带嘴或带孔的容器中冲洗使用，一旦患部的创面清洁，就可达到治疗目的。

3. 疗法特点 湿浴法可使药物经肌腠毛窍、脏腑，通经贯络，作用全身，通过疏通气血、软坚散结、祛风止痒等作用以达到治疗目的。现代研究表明，由于低浓度组织液向高浓度药液流动，使皮损渗液减少或停止渗出，炎症得以消退。此外，中药湿浴使药物通过皮肤直接吸收，操作简单易行，不良反应小，避免传统注射或口服给药对肝、肾所造成的损害。

4. 注意事项 ①湿浴时，药液的温度要适中，以免烫伤。②药液浓度掌握恰当，浓度过高会刺激和损伤局部皮肤和黏膜，浓度过低则达不到临床治疗效果。③浴毕应将身体擦干。④药浴时，注意室内温度，以防受寒。⑤擦洗（如外阴尖锐湿疣）时，最好以擦破表皮，微微觉痛为好，但不可过猛。⑥高热、心功能不全、高血压、有出血倾向者不适合溻浴，以免出现不良反应。凡阴道出血、月经期、产褥期恶露未净以及外阴创伤血肿有活动性出血者禁用此法。⑦浴具分开，防止交叉感染。

三、灌肠疗法

灌肠法是在张仲景蜜煎导法基础上发展起来的直肠给药法之一。是将中药药液灌入大肠，通过引起排便反射排出秘结的粪便，或者将药液较长时间保留在大肠中，经过药物的吸收以达到治疗疾病的一种方法。

1. 适应证 慢性盆腔炎、盆腔肿瘤、癥瘕、妇科手术后粘连、痛经、产后腹痛、不孕症等疾病。灌肠法尤其适用上述诸症之不愿服药或不能服药，或久病体虚，攻补不受，诸药难施者。

2. 操作方法

（1）保留灌肠法：将药物停留在大肠中以发挥治疗作用。

（2）非保留灌肠法：灌肠后立即引起排便。

保留灌肠法在妇科领域应用广泛。治疗时患者取左侧卧位，提前将中药浓煎100～200mL，待温度（38～40℃）适宜后，用肛管插入肛门内，在肛管头上涂抹润滑油，轻缓地插入肛门内 10～15cm，双膝屈曲，将灌肠器内的药液缓缓灌入肠内，然后缓缓地抽出肛管。灌肠后，嘱患者仰卧约5分钟，再右侧卧位，每次保留药液至少在30分钟以上。每日1次，10～15次为1个疗程。

3. 疗法特点 将辨证所选方药注入直肠，直达病所，或经吸收后再布散全身，以发挥整体和局部治疗作用。中药直肠给药能加快奏效时间，提高疗效；药物吸收部分不通过肝脏而直接进入血液循环，可防止或减少药物在肝脏中发生化学变化而改变药物性能，同时也可以减少药物对肝脏的毒副作用；弥补了口服给药的不足，缓和了因药物格拒或昏厥、吞咽困难、暴吐等不能下咽的情况，增加了治疗妇科病的手段；保留灌肠，更利于肠黏膜的吸收，作用维持时间更长，疗效更佳。

4. 注意事项 ①注意药液温度，温度过高会损伤结肠及直肠黏膜，温度过低会引起腹痛与便意。②保留灌肠药液量 100 ~ 200mL，非保留灌肠药液量常在 200 ~ 300mL。③灌肠器要煮沸消毒，或选一次性用品。④插入肛管速度宜缓，以免损伤。⑤月经期、阴道出血及妊娠期停用。

四、针刺法

针刺疗法是采用不同针具以刺激体表穴位，激发经气，调整人体功能，达到防治疾病的目的。针刺疗法方法多样，诸如毫针、耳针、头针、颈针、火针、手针、足针等。近年来针刺疗法与其他治法相结合，又创造出许多新的针法，如针刺与电刺激相结合而成为电针疗法、与药液相结合而成为水针疗法等。

1. 适应证 用于月经失调、崩漏、痛经、闭经、不孕症、盆腔炎、产后晕血、子宫肌瘤、产后小便不通、产后大便难、产后身痛等多种妇科疾病。

2. 操作方法 根据患者疾病的性质、部位，分别选取针刺方法。然后将针刺的部位进行严格消毒，同时消毒针具，依其相应的针刺方法进行治疗。

3. 疗法特点 针刺法就是采用针法作用于经络、腧穴，通过经气的作用疏通经络，调理气血，治愈疾病。经络气血虚弱、脏腑功能减退者，属虚证，治宜补虚疏经；经络气血偏盛、脏腑功能亢进者，属实证，治宜活血通络；经络气血逆乱者，或因于气血偏盛偏衰，或由于脏腑功能失调，均可据其虚实而调之。现代研究表明，针刺某些穴位，可以增加机体的免疫功能，对细胞免疫和体液免疫均有促进作用。针刺对正常人或患者均可使白细胞吞噬能力显著增强。此外，针刺足三里还可以引起硫氢基酶系含量增高，硫氢基为机体进行正常营养代谢所必需，对机体抗病能力有重要作用。

4. 注意事项 ①准确选定所需穴位和压痛点及阳性反应点，以免影响效果。局部要严格无菌操作。②患者过于饥饿、疲劳或精神过度紧张时，不宜立即行针；体质瘦弱、气血亏虚者，针刺手法不宜过强，尽量采用卧位。③妇女怀孕 3 个月以内者，不宜针刺小腹部腧穴；怀孕 3 个月以上者，不宜针刺腹部、腰骶部腧穴；三阴交、合谷、昆仑、至阴等通经活血腧穴，在怀孕期间亦禁刺；除非为了调经，否则妇女行经期也不宜针刺。④皮肤有感染、溃疡、瘢痕，或肿瘤部位，不宜针刺。⑤对胸、背、腰、胁、腹部脏器所居之处的穴位，不宜直刺、深刺，须严格掌握进针的深度、角度和方向，以防刺伤内脏。⑥针刺腹部穴位时，须注意是否有胆囊肿大、尿潴留、肠粘连等病变，采取适当的针刺方向、角度和深度，以免误伤。

五、灸法

运用艾叶等药物燃烧所产生的温度，对穴位或病位进行熏烤、烧灼，以达到治疗疾病目的的一种方法，称为灸法。

根据现有的文献记载，妇科领域运用灸法可以追溯到晋代。在《针灸甲乙经》中有"灸脐中，令有子"的记载。然而，根据针灸发展历史的推断，早在晋代以前就应该有运用灸法治疗妇科疾病的临床实践了，只是没有文字记载而已。

1. 适应证 月经不调、崩漏、闭经、痛经、经行泄泻、经行浮肿、经行身痛、子宫颈炎、盆腔炎、外阴白色病变、阴痒、子宫脱垂、子宫内膜异位症、阴冷、盆腔瘀血综合征、先兆流产、恶阻、胎位不正、妊娠肿胀、妊娠小便不通、难产、胎死不下、胎盘滞留、产后腹痛、产后大便难、产后小便不通、产后小便频数不禁、产后身痛、恶露不绝、产后血晕、产后出血、产后头痛、乳癖、缺乳、回乳、子宫肌瘤、妇产科腹部手术后肠粘连、更年期综合征等疾病。

2. 操作方法 灸法可以分为艾灸法和非艾灸法两大类，其中艾灸法包括艾炷灸法、艾条灸法、温针灸法等。在艾灸法中，又可分为将艾炷直接放置于皮肤施灸的直接灸法和先将药物放在皮肤上，再将艾炷放在药物上施灸的间接灸法。

非艾灸法最常用的是灯火灸法。灯火灸法是用灯心草蘸油点燃后快速按在穴位上进行焠烫的方法。

3. 疗法特点　利用某种易燃材料和某种药物，以烧灼、熏熨和贴敷腧穴或患处，并借其温热性或化学性以刺激经络穴位，调整人体生理功能的平衡，而达到温通血脉，引导气血运行的治疗目的。根据病情辨证取穴，可以调补脾胃及冲任之气。

4. 注意事项　①施灸时，保持空气流通，保证一定室温。醉酒或大劳、大饥、大饱时不宜施灸。②对于晕灸者，要及时处理，停火施灸，仰卧，头放低，喝温开水。若症状不减，再刺人中、少商、合谷、足三里穴。③艾炷直接灸与灯火灸后局部保持干燥、清洁，贴好药膏，定期换药处理，以防感染。④艾炷直接灸和灯火灸与患者皮肤直接接触，施灸时刺激性较大，对皮肤会有灼伤，故体质虚弱、老年人、急性热性病患者慎用，额面部位禁灸。⑤艾灸时间以 3 ~ 5 分钟，最长 10 ~ 15 分钟为宜。⑥施灸后，局部皮肤出现微红灼热，属正常现象，无需处理，可自行消失。若出现水疱，小者可自行吸收，大者可用消毒毫针刺破，放出水液，再涂以獾油或甲紫，并以消毒纱布包敷。⑦瘢痕灸后，可在局部覆以消毒敷料，防止摩擦，预防感染，保护痂皮。⑧并发感染，灸疮有黄绿色脓液或有渗血现象时，可用消炎药膏或玉红膏涂敷。⑨颜面、五官和有大血管的部位，不宜采用瘢痕灸；孕妇的腰腹部也不宜施灸。

六、贴敷疗法

又称"外敷法"，是最常用的天然药物外治方法之一。它是将鲜药捣烂，或将干药研成细末后，选用水、酒、醋、蜜、糖、植物油、鸡蛋清、葱汁、姜汁、蒜汁、茶汁、凡士林等调匀，直接涂敷于患处或穴位，通过药物的局部吸收及穴位刺激作用，以达到治疗疾病目的的一种方法。

根据现有的资料，在战国时期的帛书《五十二病方》中，保留了最早治疗妇产科疾病的敷法资料。其称："产痂：先善以水洒，而灸蛇膏令消，傅。"此"傅"即敷之意。此后，在晋代葛洪的《肘后备急方》中保留了大量古代运用敷法治疗乳痈、阴疮的资料。在以后漫长的妇产科临床实践中，敷法得到了不断的充实，成为妇产科外治疗法中的主要治疗大法之一。

1. 适应证 月经不调、崩漏、闭经、痛经、经行情志异常、经前面部痤疮、经行风疹、经行吐衄、经行身痛、带下病、外阴炎、阴肿、阴痒、外阴白斑、阴吹、宫颈炎、子宫脱垂、盆腔炎、子宫内膜异位症、恶阻、子悬、先兆流产与习惯性流产、异位妊娠、胎死不下、妊娠肿胀、先兆子痫与子痫、胎位不正、产后出血、恶露不绝、产后腹痛、产后血晕、产后汗出、产后身痛、产后头痛、产后小便不通、产后小便频数不尽、产后腹泻、产后大便难、产后不寐、难产、缺乳、产后乳汁自出、产后交骨疼痛、乳痈、乳癖、乳头破裂、子宫颈癌、子宫肌瘤、乳房痛、人工流产术后腹痛、人工流产后宫腔粘连、放环后诸症、妇产科腹部术后肠胀气、术后肠粘连、术后尿潴留、术后局部血肿或硬结及愈合不良、不孕症、梅核气、脏躁、更年期综合征等疾病。

2. 操作方法 操作时让患者采取适当的体位，先将所要敷药的部位用水洗净，待干后将药敷上。若所敷部位毛发较密，可先剪去一些毛发再敷药。有的敷后还要用纱布或胶布固定，以防药物脱落。

3. 疗法特点 敷贴法除能使药力直达病所发挥作用外，还可使药性通过皮毛腠理由表入里，循经络传至脏腑，调节脏腑气血阴阳，扶正祛邪，从而达到治疗疾病的目的。①局部敷药法，包括敷乳（敷乳头、敷乳房）、敷外阴、敷宫颈、敷盆腔肿块相对应的腹壁部位，以及敷治妇产科手术的切口或血肿、硬结部位等，常针对病变的性质，选用活血消肿、去腐生肌、清热解毒、杀虫止痒的药物，以达到软化并消除局部肿块、去腐生新、消除炎症、杀虫止痒的目的。②远位敷药法，包括敷脐、敷头顶、敷足心，以及敷体表穴位等。常选用一些刺激性较强的药物，通过穴位的刺激与皮肤的吸收，发挥治疗效果。由于经络有"内属脏腑、外络肢节、沟通表里、贯中上下"的作用，因而穴位贴敷，不但可以治疗局部病变，而且也能达到治疗全身疾病的目的。使用时，可根据"上病下取、下病上取"的原则，按照经络循行走向选择穴位，可以收到较好的疗效。

4. 注意事项　①外敷药物要捣烂、碾细、拌匀，外敷天然药物后要加强观察，注意有无水肿、过敏等现象，以免皮肤出现水疱、破损、细菌感染等，使病情加重。皮肤过敏，易起丘疹、水疱的患者，慎用外敷疗法。②注意调好药物干湿度，以使药物不易流出，又易于黏附为度。若药物变干，则随时更换，或加调和剂调匀后再敷上。③敷药的温度要适当，一般治寒证宜热敷（注意不要烫伤皮肤），治热证宜冷敷。④在使用穴位敷药时，要尽量对准穴位。局部敷药时，用量根据病变部位大小而定，远位敷药药量根据用药多少而定。⑤局部敷药部位要清除病理性分泌物或坏死组织，远位敷药部位也要清洁皮肤，以利药物发挥功效，皮肤感染者忌用。⑥某些有毒药物可以通过局部创口吸收，但要控制药量与用药时间，以防中毒。⑦某些药物可能会引起局部皮肤的灼热、焮红、瘙痒、起疹、发泡，要注意观察，及时停止用药或更换药物，对症处理。如果这种反应属于治疗需要，则另当别论。

七、按摩疗法

借医者或患者的手在体表的某一部位或特定的经络穴位上运用手法进行治病的方法，称为按摩法，又称推拿法。

远在春秋战国时期，医家们已经运用按摩疗法来治疗疾病，按摩法运用于妇产科领域可以追溯到唐代。在《经效产宝》中记载："余血奔心，盖是分解了不便与童子小便并搌心下及卧太疾，兼食不相宜之物所致，但能依方疗之，无不痊可。"其中的搌心下，便是当今按摩下腹，帮助子宫收缩的一种方法。

按摩可以分为传统按摩法以及足穴按摩、手穴按摩、耳穴按摩等方法。各种不同的按摩方法有其特定的穴位或区域，根据不同疾病选择治疗部位。

1. 适应证 按摩法适用于月经不调、崩漏、闭经、痛经、经期头痛、子宫颈炎、阴痒、阴痛、盆腔炎、子宫脱垂、盆腔瘀血综合征、子宫内膜异位症、先兆流产、恶阻、胎位不正、妊娠小便不通、妊娠下肢抽搐、子悬、子嗽、难产、产后腹痛、产后大便难、产后小便不通、产后小便频数不尽、产后身痛、恶露不绝、产后血晕、产后发热、产后痉症、乳痛、乳癖、缺乳、回乳、妇产科腹部手术后肠粘连、卵巢肿瘤、子宫肌瘤、不孕症、更年期综合征、脏躁等疾病。

2. 操作方法 按摩的手法有许多种，常用的包括按法、摩法、推法、拿法、揉法、捏法、拍法、击法、搓法、扳法、拉法、振法、摇法、理法、切法、点法、捻法、搓法、踩法、摸法、扣法、扭法、抓法、抖法、揪法、搔法、握法、持法、挪法、弹法、拔法、刮法等，根据疾病的需要，选择不同的手法。

3. 疗法特点 按摩能行气活血，化瘀消滞，健脾益肾，疏肝养血，通调冲任。推拿以手法为主，从体表施治，以人疗人之法，勿药勿针，免受针药之苦。具有特殊的优越性，舒适、安全、副作用极小，而且疗效显著，对某些病症具有特殊的疗效，为其他疗法所不及。具有舒经通络，促进气血运行，调整脏腑功能，润滑关节，增强人体抗病能力等作用。一是使局部血管扩张，增加血液和淋巴液等循环，以改善局部组织的营养状态，促进新陈代谢及滞留体液或病理渗出物的吸收；二是诱导深部组织的血液流向体表，或使一部分血液郁滞于局部，或使深部组织充血，以降低体内或其他部位的充血现象，促进病理产物的消散；三是调节肌肉机能，增强肌肉的弹性、张力和耐久性，缓解病理紧张并促进排出有毒代谢产物；四是影响神经机能，使其兴奋或镇静，振奋精神或解除疲劳，从而达到治疗的目的。足部按摩治疗，通过刺激足部的有关反射区和穴位，调节脏腑气血。

4. 注意事项 在选择体位时，应考虑既有利于病人的舒适和肌肉放松，又有利于医生操作。一般是颜面、胸腹和四肢前侧操作时，采用仰卧位，头面部和四肢也可采用端坐位；背腰臀部和四肢后侧操作时，采用俯卧位；颈项和肩部病变可采用端坐位；臀部和下肢外侧操作时，采用侧卧位。在进行手法操作时，要全神贯注，以防意外。冬季要注意保暖，夏季要注意空气流通，以防感冒或中暑。①孕妇在按摩腰与下腹部位时，要慎重，以免导致先兆流产、流产或早产。②对于感染性疾病，当采用按摩疗法未能控制时，需要及时选用其他的治疗方法，以免贻误病情。

八、耳压法

耳穴压迫法是将药豆（植物种子，如王不留行籽、油菜籽、白芥子、绿豆、花椒子；或药丸，如六神丸；或磁性金属粒等）粘于胶布，贴在耳穴上，进行揉、按、捏、压，使局部产生酸、麻、胀、痛等刺激感觉，以达到治病目的的一种治疗方法。

1. 适应证 月经不调、崩漏、闭经、痛经、经行头痛、经行不寐、经前面部痤疮、经行风疹、经行吐衄、经行浮肿、外阴炎、阴痒、子宫脱垂、盆腔炎、子宫内膜异位症、恶阻、胎位不正、妊娠肝炎、产后痉症、产后汗出、产后头痛、产后不寐、缺乳、引产、更年期综合征、面部色素沉着等疾病。

2. 操作方法 进行耳穴压迫时，首先要根据病证，进行耳穴探查，找出阳性反应点，局部经酒精消毒后，将药豆放置在 0.5cm×0.5cm 大小的胶布中心，用镊子夹取胶布，将药豆对准选定的耳穴紧紧贴压，并轻轻揉压 1 ~ 2 分钟。每次以贴压 5 ~ 7 穴为宜，每日按压 3 ~ 5 次，每次 10 分钟左右，隔 1 ~ 3 日换药 1 次，两耳交替或同时贴用。

3. 疗法特点 中医认为，人是一个完整的整体，耳朵和人的脏腑息息相通。根据中医经络学说，十二经络也都与耳部有直接或间接的联系。因此，内脏的生理病理信息均会在耳朵上有所反映。当人体内脏和躯体有病时，往往在耳朵的相应穴区出现某些病理反应点,如压痛、皮肤电阻改变、变形、变色、脱屑等。反之,当针刺或按压这些病理反应点时,也可对脏腑发送信号,调节其功能,并能治疗该脏器的相关疾病,所以就把这样的一些反应点称为"耳穴",对其按压可以达到治疗疾病的目的。

4. 注意事项 ①耳穴用酒精棉球消毒,干燥后方可贴压,以免脱落。②夏季贴压时间不宜过长,以防胶布潮湿或皮肤感染。③对胶布过敏者,可改用粘合纸代替。④耳郭皮肤有炎症或冻伤者,不宜采用。⑤孕妇、习惯性流产、年老体弱者慎用。

九、脐疗法

脐疗是指将药物做成适当剂型(如糊、散、膏、丸等)敷于脐部,或在脐部给以某些物理刺激(如拔罐、艾条等)以达到治疗疾病目的的一种方法。

1. 适应证 可用于月经不调如经期延长及痛经、妊娠呕吐等病证。

2. 操作方法 根据具体病症及治疗需要,选择适当的药物,制成一定的剂型进行敷贴。目前敷脐方法主要有填脐法、贴脐法、填贴混合法等。填脐法又有填药末、填药糊、填药饼。①填药末:将所用药物研为细末,适量放入脐中,用胶布固定。②填药糊:将药物切成细末,根据需要用温开水、或醋、或酒、或姜汁等调成糊状,适量填脐中,以脐布固定。③填药饼:将所用药物捣烂如泥,做成药饼状填入脐中,再用脐布固封。④贴膏药:将制成的膏药敷于脐中,固定扎紧。⑤贴布膏:将大小适度的布膏直接贴于脐部,固定扎紧。凡溶于水和脂的药物成分,皆易于透皮吸收。临床实践表明,将药物制成糊状填敷的疗效要优于粉末状。此外,用闭式敷料(如用脐布固封)也可以促进药物的吸收。

3. 疗法特点 脐部又称神阙穴,属任脉,为经络总枢,经气所汇,与督脉相表里,与命门相呼应。此处用药,可沟通任督两脉经气,使气机流畅,阴阳相济,调整脏腑功能。现代医学认为,脐部是人体胚胎发育过程中,腹壁最后的闭合之处，表皮角质层最薄，屏障功能最弱，皮下没有脂肪组织，脐下腹膜有丰富的静脉网，与腹膜静脉相连通，并有动脉分支，血管丰富，药物易通过薄层皮肤弥散吸收，进入血液循环而发挥药物的治疗作用。此外，脐部的神经较敏感，通过脐疗刺激，可以调节机体的神经、内分泌、免疫等系统，行气活血，疏通经络，调整脏腑功能，达到治疗目的。

4. 注意事项　①用药本着内治之理，按照"八纲""八法"的基本原则，辨证选方用药。②用药前一定按常规进行消毒，通常用消毒棉球蘸75%酒精局部消毒，可避免药物刺激产生水疱而致皮肤破损感染。③随时注意病情变化，有效则继续用药，病愈即止，切忌用用停停，影响疗效。若无效或逆反，应随时更方疗之。④内治、外治可以单用，也可并用。只要适当，常能相得益彰。一般单用外治多能获效。但有的病症，最好以外治为辅，治其标，合内治以治其本。标本兼治，疗效尤佳。⑤若发现有皮肤过敏者，随时更方或停止治疗。⑥药物配制要按工艺要求制剂，以充分发挥药效、方便使用为原则，粗、细、稀、稠要适度，先下后下要适时，一般宜随制随用，浸泡适时为宜。对已制备妥善之药，要妥善保存，勿泄气，勿受光受潮，防止药性失泄或霉变而失效。

第四章　妇科病外治法的临床应用要点

4

妇科病外治的方法众多，适应证极为广泛。选择药物恰当与否，直接影响到临床疗效。

一、重视辨证论治

必须坚持以中医理论为指导，严格遵循辨证论治的原则。吴师机曾特别强调，外治要"先辨证、次论治、次用药"，并明确指出辨证有五："一审阴阳，二交四时五行，三求病机，四度病情，五辨病形。精于五者，方可辨证分明。""辨证"就是分析疾病的矛盾特性，就是运用望、闻、问、切四诊，全面了解患者的症状和体征，进行分析、综合、归纳，弄清疾病发生的原因、部位、性质、轻重程度、范围大小及其发展趋势，从而确定疾病的实质。"论治"就是根据对疾病本质的认识，结合患者所处的环境及个体的具体情况，因人因时制宜地选择适当的方法进行治疗。

妇科病外治疗法虽比内治法安全稳妥，但在具体应用时也必须辨证论治，方能取得较好的疗效。如果虚实不明、寒热不辨、表里混淆、阴阳不分地使用外治法，不但不能取得应有的效果，有时还会导致病情恶化，这是应该特别注意的。吴师机说："外治之理，即内治之理；外治之药，即内治之药。医理药理无二，所异者法也。"大凡外治用药，皆本内治之理，而其中有巧妙处，则法为之也。所以他认为用外治法亦须明阴阳，识脏腑。《内经》而下，如《伤寒论》《金匮要略》以及诸大家所著均不可不读。通彻之后，诸书皆无形而有用，操纵变化自我，虽治在外，无殊治在内也。考吴氏的《理瀹骈文》全书内容，始终是用阴阳五行、脏腑经络等理论来指导临床，把四诊八纲、理法方药融会贯通地使用外治法。外治法的辨证施治要领如下所述。

1. 辨寒热 寒热是指疾病的性质。由于寒热是阴阳偏盛偏衰的具体表现，所以辨病证之寒热，实际上就是辨阴阳之盛衰。辨别疾病的属寒属热，是辨别疾病性质的一个纲领，在指导临床治疗上有十分重要的意义。就以妇科病证来讲，有湿热、寒凝气滞、气滞血瘀等不同，因而外治之法也有不同。如寒凝气滞的痛经，可用炒干姜30g，肉桂15g，生半夏20g，生附子20g，白芥子18g，麻黄20g，胆南星18g，制成消炎化瘀膏。贴归来、水道穴，以两侧穴位交替使用。湿热痛经可用黄芩、黄连、黄柏各15g，虎杖30g，组成三黄虎杖汤，煎汤灌肠进行治疗。气滞血瘀的痛经，可用败酱草、三棱、莪术、赤芍、丹皮、红藤、昆布、木香各10g，槟榔、大黄各6g组成化瘀宁坤汤。煎汤保留灌肠进行治疗。

2. 审虚实　虚实是八纲辨证中的重要组成部分，虚是指正气不足，实是指邪气太盛。所以《素问·通评虚实论》说："邪气盛则实，精气夺则虚。"虚实辨证，是辨别病体邪正盛衰的两个纲领。虚证反映人体正气虚弱而邪气也不太盛；实证反映邪气太盛而正气亦尚未剧衰，邪正相争剧烈。辨别疾病的虚实，了解病体邪正的盛衰，为确定采用补虚扶正或泻实祛邪的治法提供依据。如以子宫脱垂为例，若单纯因中气下陷所致脱垂者属虚证，可采用升麻10g，枳壳15g，黄芪10g，柴胡10g，党参10g，麝香0.3g，陈醋适量，制成膏剂。外贴脐孔中央，以达提升子宫的目的。如果夹有湿热的子宫下垂者，可用苦参、蛇床子、黄柏、白芷、枯矾煎汤。先熏后洗以清热利湿，达到治疗子宫脱垂的作用。

3. 分表里　表与里是相对而言的，就人体部位而言，皮毛、肌肉、经络属表；脏腑、气血、精髓属里。分清表里是辨别病变部位的一个纲领。分清表里的目的，主要是明确病变部位的浅深、病情的轻重和病理变化的趋势。分清表里，在妇科病外治中有十分重要的意义。以产后发热为例，表热先用取嚏法，次用葱、姜、胡椒煎汤熏蒸头面即可。若阴虚发热兼有血瘀者，可用桃仁适量，研泥用蜡、猪油调而敷之，日日易之，热便消退。

4. 察标本　"标本"是个相对概念，也是一种主次关系。临床上常运用标本关系分析病症主次，以确定治疗妇科病的步骤。在一般情况下，治本是一个根本法则，但在某些情况下，标病甚急，可能危及患者的生命时，则应采取"急则治标，缓则治本"的原则，先治其标病，后治本病。如妇科的崩漏，在出血过多时，可用陈棕炭、血余炭、棉子炭、煅枯矾等各等分，将上药共碾匀，取适量用消毒纱布包成如荸荠大小之药球，以长线拴好，塞入阴道达子宫颈部，留长线在外，嘱静卧。待血止后，拉拴线取出药球。为了不使病情反复，采用益智仁、沙菀子各20g，焦艾叶30g，前两味药烘干，研细末，过筛，艾叶浓煮汁，调前药成膏，纱布包裹，敷于神阙穴，并用胶布固定，每日换药1次，直到血止病愈。

二、根据病种确定外治方法

妇科疾病多种多样，外治方法的种类也很繁多，确定使用哪一种方法，也是一个需要重视的问题。临床上可参考以下几点。

1. 根据妇科特点，选取窍道给药外治法　常用的方法有塞鼻、滴耳、坐药（阴道给药）、灌肠等。以妇科阴道炎为例，可采用阴道外治数十种方法，皆能取得较好的疗效。

2. 根据病证特点，确定全身或局部给药外治法　妇科疾患，当其局限于体表某一部位时，可选择局部给药途径，使药物直达病所，奏效迅捷。如治疗乳痈、外阴疮痈等病，可选取如意金黄膏外敷，以清热解毒，消肿散结。对于盆腔炎、附件炎、盆腔肿痛，可采用中药离子导入、薄贴、热熨、药物灸治等局部外治给药法。而一些外阴湿疹，或外阴白斑等病，可选用药浴、药熏、涂药等体表给药法。

3. 根据不同病情，选取合适的外治方法　妇科病外治方法很多，除传统的坐药、熏洗等外治方法外，近年来又开发出气雾剂、膜剂、乳剂、熨剂、注射剂等方法。由于各种方法各有其特点，因而在临床使用时，必须合理使用，以充分发挥其疗效。如寒性痛经和闭经，则宜选用热熨剂或艾灸法以达温通目的。再如酊剂，由于酒精涂在皮肤上容易挥发，溶于酒精内的药物便不易渗透深部肌肉组织，故只适用于妇科病皮肤表浅疾患。又由于酒精有刺激性，故凡溃破后的疮疡及糜烂者均应慎用。又如用花椒油调敷龟板散，则有杀虫、减少渗液、保护创面、促进愈合的作用，但若使用油蜡膏或用其调制同样的药粉则往往不能收到上述效果，而且常因创面渗出物的滞留而刺激患部周围的皮肤，使浸淫加重。可见剂型选择合理与否，直接影响到疗效，必须引起足够的重视。

三、掌握综合的外治方法

疾病的过程，是一个复杂的正邪斗争的过程。某些病，并非一方一法所能取效。因此，应用外治法和强调内病外治，就必须掌握综合治疗的方法。古人治病，一针、二熨、三服药，即指出了治法选用的先后，也指出了综台治疗的必要性。

1. 外治诸法联用 外治方法很多，可依据病情急缓、病程长短、疾病难易适当联用。如产后晕厥，首先施以手法急掐人中穴，然后进行针刺并用艾灸。如不效，再用开关散嚍鼻取嚏，以使其治愈。

2. 传统的外治技术和现代技术相结合 传统的外治技术，如刮痧、挑治、割治、火针、导药等技艺很多，可与现代技术进行有机结合，不仅能使传统技术得以继承，而且利用现代科学技术使之更大发挥，二者结合起来用于外治，如中药离子导入、冷冻、针灸等，可使适应证范围扩大，疗效更佳。

3. 外治与内治结合 妇科某些病证是用外治以"急则指标"，亦应与内治法结合以"缓则治本"，这里并不排除外治法也有标本兼治之意。如有人用耳压法治疗闭经，认为可疏肝理气，促进月经来潮。但也须辅以中药内服，可以治其根本，或巩固疗效。因此，临证用法应视病情而定。

四、因人、因时、因地制宜选择外治方法

中医学"天人相应"的自然辩证观，说明了大自然的千变万化、寒暑交替，时刻都影响着人体的生理与病理，而人体本身又有禀赋、体质、年龄、性别的不同，以及生活习惯和环境等差异，因而运用外治法，就必须注意到自然因素和人

的因素，即所谓因人、因时、因地制宜。不但要区别长幼、男女、体质强弱，而且要结合季节、气候、地域的不同，以选择最佳的外治方法。再者，同一种疾病在不同的季节，外治药也应当有所区别。同时在运用中药外治时，必须结合当地气候特点，确立相应的用药原则。严寒地区，选用药要考虑用偏热的药；温暖地区，选用药要考虑用偏寒一些的。当然也要根据病情而定。

总之，临床在治疗妇科病时，除应熟练掌握各类外治方法、要领外，还必须根据病情需要及所选外治法在该病中的治疗地位、疗效等，有的放矢，灵活选配针灸、推拿等多种外治疗法或与内治疗法结合应用，以提高临床疗效，促进患者早日康复。

（陆　勤）

下篇　各论

第五章　月经病

5

月经病是指月经周期、经期、经量的异常或伴经色、经质的异常；月经的非生理性停闭；或多次伴随月经周期，或于绝经前后所出现的有关症状为特征的一类疾病。

月经病以周期异常为主的病有月经先期、月经后期、月经先后不定期；以经期异常为主的病有经期延长；以经量异常为主的病有月经过多、月经过少；周期、经期、经量均失常的病有崩漏、非生理性停经的有闭经；伴随月经周期出现的病症有月经前后诸度如经行吐衄、痛经；绝经前后出现的病症有绝经前后诸症。

月经病的病因病机，主要是七情内伤或外感六淫，或先天肾气不足，多产房劳、劳倦过度，使脏气受损，肾肝脾功能失常，气血失调，致冲任二脉损伤，发为月经病。

月经病的诊断要点，主要是月经的期和量的异常变化，特别要注意月经后期、闭经等与生理性停经（如妊娠）相鉴别；经期延长、月经过多、崩漏等与胎、产、杂病等下血证相鉴别。

本章所述为月经病中较为常用外治疗法且疗效明显的崩漏、痛经和绝经前后诸证。常用的外治方法有针刺法、灸法、敷脐疗法、穴位贴敷、耳针疗法、穴位埋线及推拿等。

第一节 崩 漏

崩漏是指经血非时暴下不止或淋漓不尽，前者称崩中，后者称漏下。由于崩与漏二者常相互转化，是月经周期、经期、经量严重紊乱的月经病。临床主要表现为月经来潮无周期规律，出血量多如山崩之状，或量少淋漓不止。崩漏应与妇科其他的器质性病变，或妊娠期、产褥期表现为如崩似漏的出血证在诊断时进行鉴别。崩中若失治或误治，暴崩下血，可致亡血伤阳，发生厥脱危证。长期经血淋漓不净，漏下不止，可造成贫血、盆腔炎、不孕等，严重影响生活质量。

西医治疗多采用对症处理、止血、激素调周等治疗，但存在病情反复，甚或需要手术切除子宫可能。

崩漏的中医病因可概括为虚、热、瘀三个方面。临床可分为血热证、肾虚证、脾虚证及血瘀证。其主要病机是劳伤血气，脏腑损伤，血海蓄溢失常，以致冲任二脉不能约制经血，故经血非时而下。治疗应根据病情的缓急轻重、出血的久暂，采用"急则治其标，缓则治其本"的原则，灵活运用塞流、澄源、复旧三法。对于暴崩者，经治疗后24小时内出血量应明显减少，止血方法有固气止血、固涩止血、求因止血、针灸止血及刮宫止血。待血止或血势稍缓则审证求因，辨证论治，善后调理，适时调补肝肾、补益心脾。对青春期患者，宜补肾气、益冲任；对于育龄期患者，重在疏肝和脾、调理冲任；对于围绝经期患者，主要为补脾滋肾、调冲任。临床治疗上以药物口服治疗为主，同时可结合外治疗法。具体有敷脐疗法、穴位贴敷、针刺疗法、耳针疗法、穴位埋线、艾灸及推拿等。

一、敷脐疗法

1. 适应证 崩漏，月经来潮无周期规律，出血量多如山崩之状，或量少淋漓不止各证。

2. 操作方法

（1）辨证选方（《敷脐疗法治百病》）：①血热者，选用热崩糊。主要成分：生地黄、地骨皮各15g，黄芩、黑栀子、制龟板、煅牡蛎各12g，丹皮10g。②血瘀者，选用化瘀止崩散。主要成分：当归、川芎、肉桂、炙甘草各15g，蒲黄、乳香、没药、五灵脂各7.5g，赤芍3g，益母草10g，血竭15g（另研）。③脾虚者，选用补脾止漏散。主要成分：党参、白术、黑炮姜、乌贼骨各15g，甘草6g。④肾虚者，选用益智沙苑散。主要成分：益智仁、沙苑子各30g。

（2）用法：将上述药物研为细末，调匀。热崩糊用醋调，每日4次；固本止崩散用时加入血竭，用热酒调，每日1次；补脾止漏散用醋调，每日1次；益智沙苑散用艾叶6g浓煮汁调膏，每日4次。将药糊敷于肚脐内，纱布覆盖，胶布固定，5日为1个疗程。（图5-1）

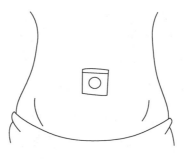

图 5-1　敷脐示意图

3. 疗法特点　肚脐为神阙穴，为任脉之要穴，与督脉命门穴相对，又为冲脉循行之地，内联经脉脏腑，外络四肢百骸。脐部为腹壁最后闭合之处，和全身皮肤比较，局部无皮下脂肪，表皮角质层薄，且双侧有腹壁下动静脉及丰富的血管网，药物易于穿透、弥散，吸收迅速。敷脐疗法是通过物理作用，或药物对经穴持久的良性刺激，或药物本身被吸收后的直接作用而达到治疗崩漏的目的。

4. 注意事项

（1）刺激性大，毒性强的药物不宜使用。

（2）贴敷前用清水将脐部清洗干净，并注意局部有无破损、水疱或过敏。

（3）所用药物不可存放过久，要调敷的药物现调现用。

5. 临床应用

庞保珍等将自拟经多神效丹（人参、白术、益母草各20g，升麻12g，马齿苋30g，三七10g等）中药物共研细末，瓶装密封备用。临用时取药末10g，加适量水调和成团，涂于神阙穴，外以纱布覆盖，胶布固定。三天换药1次，10次为1个疗程。该法治疗气虚、血瘀型月经过多119例，取得较好疗效。

二、贴敷疗法

1. 适应证　脾虚型崩漏，经血非时而至，量或多或少，淋漓不净，经血色淡、质薄，伴乏力气短，面色萎黄等。

2. 操作方法

（1）选方：固本止崩汤（《傅青主女科》）。主要成分：炮姜6g，人参9g，黄芪15g，白术15g，熟地15g。出血量多者，加荆芥炭15g。穴位敷贴治疗14天后，给予桃红四物汤（《医宗金鉴·妇科心法要诀》）。主要成分：当归、熟地、川芎、白芍、桃仁、红花各15g。

（2）选穴：脾俞（双）、子宫（双）、关元、神阙。

（3）用法：用中药粉碎机将诸药按方剂研成细粉（200目），用蜂蜜调成膏状装入密闭玻璃瓶中备用。用酒精清洁穴位处皮肤，取药膏约5g，涂抹于贴敷片，涂抹直径约2cm，厚约2mm，贴敷于治疗穴位处。持续10小时，每天更换1次。21天为1个疗程，需治疗3个疗程。

3. 疗法特点　中药穴位敷贴疗法一方面通过药物走窜、发散的作用，经皮肤吸收发挥作用，避免了消化道酶的破坏及肝脏的首过效应，直达病所且药力专一；另一方面药物刺激穴位，起到疏通经络、调理气血的作用，穴位和经络对药物具有放大效应。经络系统作为低电阻的运行通道，有助于发挥药物的归经作用，在病变组织器官起到较强的药理作用。

4. 注意事项

（1）贴敷前注意局部皮肤有无破损，如有破损不宜使用。

（2）用药后注意观察患者的局部症状，如出现疼痛难忍，或有水疱，或过敏，宜停药观察。

（3）揭去药膏后，局部发红、起泡，可不必处理，任其自然吸收，5～7天结痂脱落。

5. 临床应用

郭志鹏等以中药序贯穴位敷贴固本复旧治疗青春期功能性子宫出血（脾虚证），先以固本止崩汤穴位敷贴治疗14天后，再给予桃红四物汤穴位敷贴治疗7天，临床疗效显著。研究表明，该方法可以升高促黄体生成素（LH），降低雌二醇（E_2），促进卵泡的生长发育，差异比较明显（$P<0.05$）。

三、针刺疗法

1. 适应证 崩漏各证，月经来潮无周期规律，出血量多或量少淋漓不止。

2. 操作方法

（1）辨证取穴：①虚证取关元、三阴交、肾俞、交信。气虚配气海、脾俞、膏肓俞、足三里；血虚配气海、命门、复溜；阴虚配然谷、阴谷。②实证取气海、三阴交、隐白。血热者配血海、水泉；湿热者配中极、阴陵泉；气郁者配太冲、支沟、大敦；血瘀者配地机、气冲、冲门。

（2）针刺法：取毫针直刺关元穴1～1.5寸，施提插补法1分钟；三阴交、交信直刺1寸，施捻转补法1分钟；肾俞向督脉方向斜刺，施捻转补法1分钟。气海针尖向下斜刺，施提插泻法，使针感传至耻骨联合处；隐白可浅刺0.1～0.2寸，或用三棱针点刺放血。每日1次，10次为1个疗程。

3. 疗法特点 本法以毫针为针刺工具，通过在人体十四经络上的腧穴施行一定的操作，以通调营卫气血，调整经络、脏腑功能而治疗相关疾病。关元、气海均为任脉经穴，关元又是任、冲与足三阴经的交会穴，可摄血固本，濡养胞宫；气海调一身之气，气为血帅，气充则能统血；脾俞为脾之俞穴，可健脾补虚；足三里为胃下合穴，具有推动和强化水谷之海的受纳和化生；三阴交为足三阴经的交会穴，有补脾统血之功；太冲为肝经输穴，可疏肝理气、滋养肝血。诸穴相配，可起健脾益气摄血，疏肝调经之功。

4. 注意事项

（1）患者在饥饿、疲劳、精神过度紧张时，不宜立即进行针刺。

（2）对身体瘦弱、气虚血亏的患者进行针刺时，手法不宜过重，并应尽量选用卧位。

（3）对腰、背脏腑所居之处的腧穴，不宜直刺、深刺。针刺下腹部腧穴前，嘱患者排空小便。

5. 临床应用

曹瑄等等运用俞募通经针法治疗功能性子宫出血30例，选取背俞穴（肝俞、脾俞、肾俞）加募穴（天枢、关元、中极）配以百会穴，先俯卧位针刺背部俞穴，行针1分钟；后仰卧位针刺天枢、关元、中极，留针30分钟；斜刺百会，留针30分钟。止血效果：治疗1～3次血止者6例，4～6次血止者13例，7～9次止血者9例，10～13次止血者2例。

刘炳权等运用针刺隐白穴治疗功能性子宫出血114例，分为隐白单穴组（取双侧隐白穴）和隐白配穴组（主穴：隐白、关元、三阴交。配穴：肝郁配太冲，心脾两虚配内关、足三里，脾虚配脾俞、公孙，肝肾阴虚配行间、太溪。均取双侧）。结果：月经周期恢复正常，能维持3个月以上者93例。两组 $P>0.05$，疗效差异无显著性意义，配穴组无意义，证实隐白穴是治疗功血特效穴。

四、耳针疗法

1. 适应证　崩漏，月经来潮无周期规律，出血量多或量少淋漓不止。

2. 操作方法

（1）取穴：肝、脾、脑点、子宫、内分泌、皮质下、肾。每次取 4 ~ 5 穴。

（2）方法：①针刺法：用毫针中度刺激，留针 15 ~ 20 分钟，每日 1 次，10 次为 1 个疗程；②皮内埋针法：特制的小型皮内针埋于耳穴处，2 ~ 3 小时以手轻轻按压穴位 1 次，留针 1 ~ 2 天后取下，每 2 ~ 3 天施治 1 次，7 次为 1 个疗程，疗程间隔 7 天左右。③耳穴压豆法：每片胶布剪成 0.5cm×0.5cm 大小，耳郭用 75% 酒精消毒，用生王不留行籽贴压上述耳穴，均用手按压 3 分钟，施以同等量刺激，以耳郭小血管充盈及患者感觉耳发热、微痛为宜。并嘱患者每日自行按压 3 ~ 5 次，3 ~ 5 天更换 1 次，1 个月经周期为 1 个疗程。

3. 疗法特点　耳针疗法是用针刺、埋针或压豆等方法刺激耳郭上的穴位，以治疗全身疾病的方法。早在《阴阳十一脉灸经》中就有"耳脉"的记载，《内经》则较详尽地论及耳与经脉、经别、经筋、脏腑气血的关系，以及藉耳诊治疾病的经验。如《灵枢·邪气脏腑病形》说："十二经脉，三百六十五络，其气血皆上注于目而走空窍……其别走于耳而为听……"后世医家对于耳郭诊治疾病的机理也有很多探索，如《太平圣惠方》载有："耳，宗脉之所聚也。若精气调和，则肾脏强盛，耳闻五音；若劳伤气血……则耳聋。然五脏六腑、十二经脉皆有络于耳。"

4. 注意事项

（1）严格消毒，防止感染。

（2）外耳患有溃疡、湿疹、冻疮破溃诸症时，暂不宜针刺。

（3）严重心脏病、严重贫血、年老体弱、过度疲劳等患者，慎用或不用，并要防止晕针。如用毫针治疗，一般隔天 1 次。

（4）用埋豆法则每隔 5 ~ 7 天 1 次，耳穴一般轮流使用。同一耳穴，无论用哪种方法治疗，次数以 5 ~ 10 次为宜。

5. 临床应用

张素英等耳针及耳穴贴压法治疗肝肾阴虚型青春期功能性子宫出血33例，耳穴针刺子宫、肾、肝、脾、内分泌、膈、脑点，留针30分钟后，以生王不留行籽贴压上述耳穴，每天按压3～5次，3～5天更换1次。观察3个月的月经周期，结果痊愈5例，好转26例。

李可欣等运用耳穴压豆治疗功能失调性子宫出血，用王不留行籽或磁珠贴压内生殖器、卵巢、脑垂体、神经系统皮质下、内分泌、肝、脾、肾等耳穴。耳部压热、压红3天后揭下，两耳穴位交替使用。每日按压4次，每次5分钟，1个月为1个疗程，其总有效率为91.1%，且痊愈后复发率低。

五、埋线疗法

1. 适应证 崩漏，月经来潮无周期规律，出血量多如山崩之状，或量少淋漓不止。

2. 操作方法

（1）取穴：三阴交、血海、关元、生殖区（头针穴）。脾虚加足三里、脾俞透胃俞；肾虚加肾俞、命门；气滞加肝俞。

（2）注线法：穴位消毒局麻后，取1号羊肠线1cm装于9号穿刺针内。四肢穴直刺1寸，关元向下斜刺于腹部肌层，生殖区平刺于头皮下肌层1寸。10天埋线1次，3次为1个疗程。

3. 疗法特点 穴位埋线是集针刺、埋线、穴注等多种方法、多种效应于一体的复合性治疗方法。肠线作为一种异体蛋白埋入穴位后，可提高机体营养代谢和应激、抗炎、抗过敏、抗病毒的能力，以达到治病的目的。《灵枢·终始》云："久病者，邪气深，刺此病者，深内而久留之。"肠线在组织中被分解吸收时，对穴位起到"长效针感"效应，延长了对经穴的有效刺激时间。

4. 注意事项

（1）严格无菌操作，防止感染。

（2）糖尿病患者不宜使用该法。

（3）埋线后当日禁洗澡，防止感染。

（4）线最好埋在皮下组织与肌肉之间，肌肉丰满的地方可埋入肌层，羊肠线不可暴露在皮肤外面。

（5）局部皮肤有感染或有溃疡时，不宜埋线。

（6）用剩的羊肠线，可浸泡在75%酒精中，用时再用生理盐水浸泡。

（7）在一个穴位上做多次治疗时，应偏离前次治疗的部位。

（8）注意术后反应，有异常现象时，应及时处理。

5. 临床应用

李柄楠等运用穴位埋线治疗功能失调性子宫出血40例。穴取：地机、血海、天枢、关元、曲骨、次髎、脾俞、肝俞。患者仰卧于治疗床上，选定穴位，用碘伏或乙醇常规严格消毒局部皮肤，选用7号腰穿针，4-0号、长度0.5～1cm的羊肠线放入针管，用针芯抵住，对准穴位快速刺入，深度一般为1～2寸。出现针感后，针芯抵住羊肠线向前推，针管往后退，退出穿刺针后，针孔处用消毒棉球按压，胶布固定。次髎和肝俞、脾俞穴采用俯卧位。每月治疗1次，连续治疗3个月为1个疗程。结果：治愈20例，占50%；好转18例，占45%；无效2例，占5%。总有效率为95%，疗效确切。

六、艾灸疗法

1. 适应证　肾阳虚型崩漏，症见月经紊乱无期、量多或淋漓不净、色淡质清、全身怕冷、腰膝酸痛等。

2. 操作方法

（1）取穴：三阴交、关元、百会、血海、大敦、隐白。

（2）可采用艾卷温和灸、雀啄灸、艾炷无瘢痕灸、艾炷隔离灸。每次选2～4穴，每穴每次施灸10～20分钟或5～7壮。每日或隔日灸治1次，3～5次为1个疗程。

3. 疗法特点　运用艾绒在体表的穴位上烧灼、温熨，借灸火的热力以及药物的作用，通过经络的传导，起到温通气血、扶正祛邪的目的。灸法的作用是由艾灸燃烧时的物理因子和药化因子，与腧穴的特殊作用、经络的特殊途径相结合所产生的一种"综合效应"。经络腧穴对机体的调节是灸法作用的内因，艾的燃烧和所隔药物是灸法作用的外因。

4. 注意事项

（1）不要在施灸时分散注意力，以免艾条移动，不在穴位上。

（2）体位既要适合艾灸的需要，又要注意舒适、自然，根据处方找准部位、穴位，以保证艾灸的效果。

（3）局部烫伤，一旦产生灸疮，则防止破溃感染，或及时使用消炎药。

（4）施灸时，需暴露部分体表部位，注意冬季保暖，夏天防中暑。

（5）如果灸的穴位多且分散，应按先背部后胸腹、先头身后四肢的顺序进行。

（6）不宜在饭前空腹及饭后立即施灸。

（7）初次使用灸法时要循序渐进，注意掌握好刺激量，先少量，如用小艾炷，或灸的时间短一些，壮数少一些，以后再加大剂量。

5. 临床应用

周华珺运用隔姜灸治疗功能失调性子宫出血300例，在艾炷与皮肤之间垫上新鲜生姜片施灸。后背腰部取穴：双肾俞、腰阳关；腹部取穴：神阙、中极、关元、气海、归来。姜片以针刺5～8个孔，移灯照局部，微热后上置艾炷点燃，再放在施灸部位，燃烧至1/3处时换第2壮，每次每穴施灸5壮，至局部皮肤潮红、湿润为度。结果：显效195例（65%），有效30例（10%），无效75例

（25%），总有效率75%。

董翠兰等运用中药配合艾灸隐白、百会穴治疗重症功能失调性子宫出血（功血）20例。对辨证属于冲任失固，气血两虚者使用中药煎服，具体方药为：党参30g，黄芪30g，白术15g，阿胶（烊化）10g，川续断30g，菟丝子15g，何首乌15g，山茱萸10g，鹿角霜15g，白芍15g，炙甘草6g。加减：小腹下坠加升麻6g，柴胡6g；血块多加三七粉（冲）3～6g，蒲黄（包）15～30g，茜草15g，每日1剂，每日2次。同时配合艾灸隐白（双）、百会穴，每日2次，每次30分钟，血止后改调经方。结果：3天内血止者4例，4～6天内血止者14例，6天以上血止者2例，效果良好。

七、推拿疗法

1. 适应证　崩漏，月经来潮无周期规律，出血量多如山崩之状，或量少淋漓不止。

2. 操作方法

（1）取穴：中脘、气海、关元、子宫、膈俞、肝俞、脾俞、肾俞、血海、三阴交、复溜等。

（2）患者仰卧位，先用一指禅推法自中脘经气海至关元，用中指揉气海、关元及子宫。一指禅推法推气海，用拇指按揉足三里、三阴交、复溜、交信，再用掌擦法擦复溜、交信，以温热感为度。患者俯卧位，用一指禅推法自膈俞沿膀胱经第一侧线向下经肝俞、脾俞及肾俞，用拇指指端按揉上述诸穴。以小鱼际擦法直擦背部膀胱经第一侧线，以温热为度。自腰部至上背部施捏脊法3遍。如为血热内扰，加点按血海、委中、三阴交、太冲；气不摄血者，重按气海、足三里、脾俞；肾虚失藏者，着重按揉肾俞、关元、太溪，横擦腰骶部，擦涌泉穴，以透热为度；血寒凝滞者，着重按揉关元、命门、神阙。

3. 疗法特点　推拿是一种非药物性治疗，是医者运用自己的双手作用于病患的体表、受伤的部位、不适的所在、特定的腧穴、疼痛的地方，运用推、拿、按、摩、揉、捏、点、拍等形式多样的手法，以期达到疏通经络、推行气血、祛邪扶正、调和阴阳的目的。

4. 注意事项

（1）饭后 30 分钟内、空腹及劳累后均不宜进行推拿。

（2）应取得患者合作，注意保暖；经常注意患者反应及局部情况，根据病情变换手法；适当掌握强度，防止擦伤。

5. 临床应用

赵卫新以推拿法治疗功能性子宫出血。通过补脾肾，固冲任，从全腹部揉按、振颤、压放、上提而达到冲任二脉血流畅行，循环无阻，血液循经不外溢，加强子宫收缩作用，点叩隐白穴、脾俞、隔俞、肾俞、肝俞，达到脾统血，肝肾封藏之功效，使全身阳气旺盛，统摄气血而起到止血作用。

参考文献

［1］马汴梁.敷脐疗法治百病［M］.北京：人民军医出版社，1992.

［2］庞保珍，蒋平，张秋芝.经多神效丹贴脐治疗月经过多 119 例［J］.陕西中医，2000，21（12）：533.

［3］郭志鹏，杜红艳，孙云霞.中药序贯穴位敷贴固本复旧治疗青春期功能性子宫出血（脾虚证）的疗效观察［J］.临床合理用药，2016，9（1）：133-135.

［4］赵宗仙.实用临床针灸推拿治疗学［M］.西安：西安交通大学出版社，2014.

［5］曹瑄，白彦龙，孙远征.俞募通经针法治疗功能性子宫出血30例［J］.针灸临床杂志，2005，21（8）：34-35.

［6］刘炳权，何敏仪.针刺隐白穴治疗功能性子宫出血114例［J］.针灸临床杂志，2001，17（11）：32.

［7］张素英，张永兴.耳针及耳穴贴压法治疗肝肾阴虚型青春期功能性子宫出血［J］.首都医科大学学报，2002，23（3）：45.

［8］李可欣，刘志武，曲文君.耳穴压豆治疗功能失调性子宫出血的疗效观察［J］.中国现代医生，2009，47（16）：85–86.

［9］李柄楠，张晨.穴位埋线治疗功能失调性子宫出血40例［J］.中国民间疗法，2016，24（9）：21.

［10］周华珺.隔姜灸在治疗功能失调性子宫出血中的临床研究［J］.中外医疗，2013，32（16）：126–127.

［11］董翠兰，贾婷.中药加艾灸治疗重症功能失调性子宫出血20例［J］.山东中医杂志，2008，27（3）：174.

［12］赵卫新.推拿法治疗功能性子宫出血12例［J］.按摩与导引，1989（5）：15.

（廖云霞　于红娟）

第二节 绝经前后诸症

妇女在绝经前后出现烘热汗出、烦躁易怒、潮热面红、眩晕耳鸣、心悸失眠、腰背酸楚、皮肤蚁行样感、情志不宁，或伴有月经紊乱等与绝经有关的症状，称为绝经前后诸症。西医认为本病主要是由于卵巢功能衰退，体内雌激素水平下降所致。中医认为妇女"七七任脉虚，太冲脉衰少，天癸竭"，素体阴阳有所偏衰，加之情志、产育、环境等因素影响，致肾阴阳平衡失调而发病。本病持续时间长短不一，短则几个月或 2～3 年，严重者可长 10 余年。早期多表现为血管舒缩和情志异常，如烘热汗出、烦躁、失眠等症状；继而出现生殖器官萎缩异常症状，如阴道干涩、外阴瘙痒、盆底功能障碍等；晚期可出现骨质疏松、代谢综合征、心血管疾病等。调理得当，可有效改善症状，顺利度过此人生阶段，预后良好。如未能足够重视，未施以必要的改善措施，或失治或误治，可导致情志异常、骨质疏松症等疾患，影响生活和工作，降低生活质量，危害妇女身心健康。

西医治疗多用激素补充治疗为主，提倡最小剂量雌激素补充，以改善绝经症状，预防心血管疾病等，但存在潜在的致癌风险和药物副作用。中医临床可分为肾阴虚证、肾阳虚证及肾阴阳俱虚证，治疗上平调肾中阴阳。偏于肾阴虚者滋阴补肾，偏于肾阳虚者温阳补肾，涉及他脏者应兼以健脾、调肝、宁心、调理气血。常用的外治法包括穴位敷贴、脐疗、药枕、足浴、针刺、耳针、穴位埋线及推拿法等。

一、贴敷疗法

（一）单穴贴敷

1. 适应证 绝经前后潮热汗出、乍寒乍热、汗出怕冷、失眠多梦、小便频数之阴阳两虚型。

2. 操作方法

（1）处方：二仙汤大膏药（《实用中医内科大膏药手册》）。主药：仙茅 30～75g，仙灵脾 45～75g，当归、巴戟天各 45g，黄柏、知母 21～45g。辅药：生姜、葱白、干姜、薤白、韭白、蒜头、干艾、侧柏叶各 6g，槐枝、柳枝、桑枝、菊花各 24g，苍耳子、凤仙草、莱菔子、花椒、乌梅各 3g，发团 9g，桃枝 24g。

（2）取穴：肾俞穴。

（3）方法：上药各用油适量，以干药 1 斤用油 3 斤、鲜药 1 斤用油 1 斤计算，分熬丹收；再入铅粉 30g，陀僧、松香各 12g，赤石脂、木香、砂仁、官桂、丁香、檀香、雄黄、明矾、轻粉、降香、乳香、没药各 3g；另用龟胶、鹿胶各 6g，酒蒸化如前下法。制成膏药，将适量膏药贴于肾俞上，每日 1 次，1 个月为 1 个疗程。

3. 疗法特点 肾俞穴为肾气转输之处，有滋补肾阴、强健脑髓、利腰脊功效，可治疗泌尿生殖系统病症。二仙汤大膏药能温肾阳、补肾精、泄肾火、调冲任，有效治疗妇女绝经前后诸证阴阳两虚证。

4. 注意事项

（1）操作前先调节好室温，注意保暖，避免患者受凉感冒。

（2）治疗者应注意观察患者敷药部位皮肤有无药物过敏现象，有无皮损及水疱。治疗时感觉皮肤疼痛及有水疱者，应立即停止治疗。有水疱者，用无菌注射器抽出水疱内渗液后，定期换药包扎，预防感染。

（二）多穴贴敷

1. 适应证 绝经前后诸症中的肾阳虚证，症见烘热汗出、心悸失眠、夜寐多梦、头晕耳鸣、腰腿酸软、形寒肢冷、夜尿清长等。

2. 操作方法

（1）处方：菟丝子方（《中国贴敷治疗学》）：菟丝子100g，巴戟天100g，熟地黄60g，牛膝60g，肉苁蓉60g，附子60g，鹿茸60g，党参60g，远志60g，茯神60g，黄芪60g，山药60g，当归60g，龙骨60g，五味子60g。

（2）选穴：肾俞、关元、三阴交、神阙等。根据患者的症状，酌情选用其他穴位配合。如有心悸、失眠等心神不交症状者，可选用心俞、神门；有情绪不稳定、烦躁、易怒等症状，可选用肝俞、太溪；有怕冷、面浮肢肿、腰背冷痛者，可选用脾俞、命门等穴。

（3）用法：将上药共研细末，用麻油熬，黄丹收。取药物适量敷于各穴，每日1次，每次2~5小时，15~30日为1个疗程，连治3~6个疗程。

3. 疗法特点

本法所用药物以菟丝子、巴戟天、熟地黄、肉苁蓉、附子、鹿茸补肾阴阳为主，远志、茯神、龙骨交通心肾。局部取穴与循经取穴相结合，通过穴位皮肤对这些药物的吸收，使这些药物循经到达脏腑，起到治疗的目的。更年期症状多与脏腑、气血功能失调有关，尤其与肾、肝、心关系密切。通过对相应穴位药物渗透和持续刺激，能调节脏腑功能，发挥经络腧穴及药物对人体的调节作用。

4. 注意事项

（1）所贴部位要严格消毒，皮肤破溃或红肿处贴敷应慎重。

（2）注意药膏的软硬度，防止膏药干燥而造成皮肤裂伤。

（3）注意贴敷物的温度，避免因膏药过凉而粘贴不牢或因过热而烫伤皮肤。

（4）穴位贴敷后，应外加固定，防止药物脱落或移位。贴敷过程中未加覆盖物时，要保持适当的体位。

（5）有药物过敏体质者，不宜使用药物贴敷。

5. 临床应用

李海英，薛青自拟更年散贴穴治疗更年期综合征98例。药物组成：熟地黄

50g，山萸肉 50g，淫羊藿 30g，郁金 20g，远志 10g，细辛 3g，用粉碎机把药物制成粉末，凡士林调成糊状，放入容器中备用。入睡前，用 75% 酒精擦洗每个穴位后，将调好的中药糊约 6g 放入敷贴中。把敷贴贴在穴位上，再按摩 3 ～ 5钟，以穴位处有热、胀感为止。若有严重的烧灼疼痛、起泡，应停止使用；若无明显不适感时，应在贴敷后 48 小时更换，30 天为 1 个疗程。98 例中治愈 46 例，好转 38 例，无效 14 例。总有效率 85.7%。

二、敷脐疗法

1. 适应证 绝经前后诸症属心肾不交证，症见心悸失眠、夜寐多梦、头晕耳鸣、腰腿酸软者。

2. 操作方法 吴茱萸、磁石、刺五加各 20g，茯神、酸枣仁、五味子各 15g，黄连 10g。将药物共研细粉和匀，取适量与生蛋黄调成膏，敷于肚脐内，外盖纱布，胶布固定。每晚睡前换药 1 次，1 个月为 1 个疗程。

3. 疗法特点 肚脐为神阙穴，为任脉之要穴，与督脉命门穴相对；又为冲脉循行之地，内联经脉脏腑，外络四肢百骸。脐部为腹壁最后闭合之处，和全身皮肤比较，局部无皮下脂肪，药物易于穿透、弥散，吸收迅速。脐疗通过物理作用或药物对经穴持久的良性刺激及药物本身被吸收后的直接作用以治疗绝经前后诸症。方中吴茱萸补肾助阳；刺五加补肾养血；茯神、磁石、酸枣仁、五味子安神养血。诸药合用，可以养心安神、补肾养精，治疗肾阴亏虚、心火上炎、心神不宁的绝经前后诸症。

4. 注意事项

（1）刺激性大，毒性强的药物不宜使用。

（2）贴敷前用清水将脐部清洗干净，并注意局部有无破损、水疱或过敏。

（3）所用药物不可存放过久，调敷的药物应现调现用。

5. 临床应用

侯金凤运用针刺与药物贴敷神阙穴治疗更年期综合征60例，针刺百会、风池、大陵、神门、三阴交。肾阳虚加肾俞、心俞、气海；肾阴虚加太溪、太冲、内关；痰气郁结加膻中、丰隆、支沟。用白芍、当归、茯苓、肉桂、细辛研末敷于神阙穴，治疗3个疗程。结果痊愈43例，显效9例，临床疗效好。

李斯文等用吴萸散敷脐治疗绝经前后诸症85例，取上好净吴萸晒干研末装瓶备用，月经干净后3～5天开始用药。患者取平卧位，先用酒精消毒神阙穴，然后用吴萸粉将其填满，再以伤湿止痛膏敷贴固定（对橡皮膏过敏者，用纱布包扎固定亦可），每3天换药1次，5～7次为1个疗程，一般需连续使用3个疗程，最多可用至5个疗程。58例经上述方法治疗后，治愈42例（占72.4%），减轻13例（占22.4%），无改变3例（占5.2%）。

三、药枕疗法

1. 适应证 绝经前后诸症见头晕眼花、失眠多汗、五心烦躁、忧郁或焦虑者。

2. 操作方法 云茯苓、竹叶、灯芯草、玫瑰花各50g，菊花、钩藤各80g，琥珀20g，薄荷30g。以上方药共研末，做成药枕，每日睡前可在枕下少许加热，以助药气上蒸，1个月为1个疗程，每月更换枕芯1次。（图5-2）

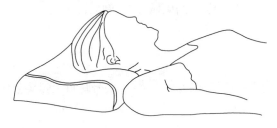

图 5-2 药枕示意图

3. 疗法特点 枕是睡眠必不可少的工具，适宜的枕有利于全身放松，保护颈部和大脑，促进和改善睡眠。中医认为，头为诸阳之会、精明之府，气血皆上聚于头部，头与全身经络紧密相连。药物经过颈部摩擦和微热直接作用于头部，促使头部经络疏通，气血流畅，改善局部微循环。药枕疗法属中医外治法范畴，它是将具有疏通经络、调畅气血、芳香开窍、益智醒脑、强壮保健等作用的药物经过炮炙后装入枕芯，制成药枕。长期使用，可有效消除失眠心悸、烦躁不安、头重目眩等症状。本方中茯苓健脾利湿；菊花清热明目；竹叶清热养心；琥珀安神；玫瑰疏肝解郁；钩藤平肝潜阳。诸药合用，可以除烦明目、安神养心。

4. 注意事项

（1）布袋应选择薄而柔软，透气性能好的布料缝制，不用尼龙、化纤类织物。

（2）所用药物应保持干燥洁净，并适当加工；定期翻晒枕芯，定期更换药物，防止有效成分散发及霉变。一般使用 2～3 周后，当置于阳光下晾晒 1 小时，以保持药枕枕形及药物的干燥度。

（3）药枕与头颈接触的隔层不宜过厚，以免影响药物作用的发挥，使用药枕时间不宜太短。

5. 临床应用

任志凡运用平补肝肾法结合药枕治疗更年期头痛 38 例，予平肝补肾中药内服，结合平肝潜阳、清热祛风中药研粗末制成药枕。每晚睡前微波炉加热，置于颈下，观察 1 个疗程（30 天）。结果显效 10 例，有效 12 例，总有效率 89.47%。

四、足浴疗法

1. 适应证　阴虚型绝经前后诸症，症见头晕耳鸣、腰酸腿软、五心烦热、失眠多梦者。

2. 操作方法

（1）远志、红花各 10g，酸枣仁、磁石各 5g，龙骨、桃仁各 15g。将上述药物水煎 2 次，煎成药液共 1000 ~ 1500mL，两次药液充分混匀。

（2）双足悬于药液上熏蒸，待温度适宜，再将双足浸于药液中。

（3）浴足时，水要淹过踝部，且要时常蹉动。浴足时间不少于 20 分钟，一般 30 分钟较适宜，微微汗出，不可大汗淋漓。每日 1 次，1 个月为 1 个疗程。

3. 疗法特点　人体的足部有丰富的穴位，如涌泉、照海、太溪、水泉、解溪、厉兑、内庭、冲阳、三阴交、昆仑、至阴等。这些穴位通过经络与相应的脏腑相连，刺激这些穴位，可疏通经气，调理气血，调节脏腑功能。现代全息生物学理论认为，全身各部位在足部都有其对应的反射区，刺激足部这些反射区，可引起相对应身体部位的生理反应和变化，从而对其对应部位的疾病起到治疗作用。

4. 注意事项

（1）足浴时，要注意温度适中（最佳温度在 40 ~ 45℃），既防止水温过热灼伤皮肤，尤其是昏迷、生活不能自理者。同时，凉水对血管的收缩作用有利于健康，水温最好能让足部适应后逐步变热。

（2）足浴时，如给予足部适当的物理刺激，如按摩、捏脚或搓脚等，效果更佳。

（3）饭前、饭后 30 分钟不宜进行足浴。

（4）足浴时，有些药物可起泡，或局部皮肤发红或瘙痒，用药后可出现过敏反应等，均应停止用药。

（5）有出血、严重心脏病及足部皮肤破损、外伤或皮肤烫伤、严重血栓患者，不宜足浴。

（6）对温度感应迟钝者应控制好温度，避免烫伤。

5. 临床运用

李春光等运用足浴治疗绝经前后诸症 30 例，以中药水煎取汁足部熏洗，观察 3 个疗程后，治愈 5 例，显效 10 例，总有效率 90%。

五、针刺疗法

1. 适应证 绝经前后诸症属阴虚者，症见潮热汗出、心悸失眠、夜寐多梦、头晕耳鸣、腰腿酸软等；阳虚者，症见头晕耳鸣、形寒肢冷、腰痛如折、小便频数等。

2. 操作方法

（1）取穴：主穴取关元、中极、子宫、三阴交，配穴取神门、百会、太冲、内关。肾阴虚型加阴谷、太溪，肾阳虚型加脾俞、足三里。

（2）患者取平卧位，令其全身放松，消除杂念，避免精神紧张。躯干穴位选用毫针直刺 40 分钟，头部穴位选用毫针斜刺 25 分钟，针刺深度根据患者肥瘦程度以及穴位可刺深度而定。行小幅度提插捻转手法，以得气为度，平补平泻，每次留针 30 分钟；其间用小幅度捻转手法行针 2 次，每穴 10 秒。隔日针刺 1 次，连续 6 天，中间休息 1 天，连针 4 星期为 1 个疗程，连续治疗 2 个疗程。

3. 疗法特点 本法以毫针为针刺工具，通过对人体十四经络上的腧穴施行一定的操作方法，以通调营卫气血，调整经络、脏腑功能而治病。研究表明，针刺可提高患者血清 E2 含量，降低血清 FSH 和 LH 含量，提示针刺具有调整下丘脑－垂体－卵巢轴系统的作用。针刺可促进下丘脑－垂体－肾上腺轴的功能来代偿下丘脑－垂体－卵巢轴功能的不足，使肾上腺源性雄激素进入血液的水平提高，从而通过脑、肝、脂肪等组织芳香化酶的转化合成雌激素。

取肾俞、太溪、涌泉、三阴交等穴，肾俞为肾之背俞，太溪为肾之原穴，太溪和肾俞相配，有增强腧穴治病的协同作用，可滋肾阴，清虚热；涌泉有补肾益精血的作用，配三阴交扶中土之气，使后天气血生化之源旺盛，先天得后天滋养，阴阳气血协调则脏腑安康。

4. 注意事项

（1）准确选取穴位和阳性反应点，局部消毒，严格无菌操作。

（2）患者在饥饿、疲劳、精神过度紧张时，不宜立即进行针刺。对身体瘦弱、气虚血亏的患者进行针刺时，手法不宜过重，并应尽量选用卧位。

（3）对胸、胁、腰、背脏腑所居之处的腧穴不宜直刺、深刺，肝脾肿大、肺气肿患者更应注意。

（4）皮肤有感染、溃疡、瘢痕，或肿瘤部位，不宜针刺。

5. 临床运用

李淑荣等运用针刺背腧穴治疗女性更年期综合征 200 例。针刺三阴交、神门、中极、太冲，观察 1 个疗程（10 天）。结果：自觉症状完全消失、精神振奋、心电图正常者 184 例，自觉症状明显改善、心电图有所改善者 16 例。

杜革术运用补肾宁心针法治疗心肾不交型围绝经期综合征，观察 3 个疗程（30 天），临床症状及血清卵泡刺激素、黄体生成素、雌二醇等指标均有改善，总有效率 96.67%。

六、耳针疗法

1. 适应证　绝经前后诸症，见潮热汗出、心悸失眠、夜寐多梦、头晕耳鸣、腰腿酸软、情志抑郁等。

2. 操作方法

（1）取穴：交感、卵巢、神门、肝、脾、胃、内分泌。

（2）选用 30 号 0.5 寸不锈钢毫针，左手手指抵住耳穴对面皮肤，右手持针，迅速进针，针尖穿过软骨膜，刺达软骨浅层；左手无针尖触及感，患者感到局部胀痛后，施以 180 度左右捻转手法，频率每分钟 60 次左右，每穴捻转 30 秒，留针，胶布固定。每次针一侧耳穴，两耳交替，10 天为 1 个疗程。也可用王不留行籽按贴耳穴。

3. 疗法特点　耳针疗法是用针刺方法刺激耳郭上的穴位治疗全身疾病的一种方法。早在《阴阳十一脉灸经》中就有"耳脉"的记载，《内经》则较详尽地论及耳与经脉、经别、经筋、脏腑气血的关系，以及藉耳诊治疾病的经验。后世医家对于耳郭诊治疾病的机理也有很多探索，如《太平圣惠方》载有："耳，宗脉之所聚也，若精气调和，则肾脏强盛，耳闻五音，若劳伤气血……则耳聋，然五脏六腑十二经脉皆有络于耳。"耳郭为体表的一部分，十二经脉循行部位出现的各种反应也可出现于耳郭，它还可反映脏腑、经络的病理变化。因而通过耳穴治疗，可取得较好的治疗效果。

4. 注意事项

（1）必须注意进行严格的消毒以防感染。

（2）耳郭上有炎症或有冻伤处，应予以禁针。

（3）年老体弱、患有高血压和动脉硬化、过度疲劳者，针刺前后要慎用，适当休息。针刺时间短，以防意外。

（4）耳针亦可发生晕针。惧怕针刺，身体虚弱者，应以卧位针刺。

（5）耳穴一般轮流使用，以 5～10 次为宜。

5. 临床运用

徐天舒运用耳针与体针合用治疗更年期综合征 96 例，结果完全缓解 23 例，显效 32 例，好转 24 例。

张弛等采用耳穴压迫法，取穴心、肾、肝、内生殖器、皮质下、神门、内分泌，配以相应部位。耳穴放血，辅以心理治疗。治疗 62 例更年期综合征患者，临床治愈 14 例，显效 22 例，有效 25 例，总有效率达 98.39%。

七、埋线疗法

1. 适应证　绝经前后诸证症见潮热汗出、心悸失眠、夜寐多梦、头晕耳鸣、腰腿酸软、烦躁易怒、情志抑郁等。

2. 操作方法

（1）取穴：主穴取膀胱经的背俞穴；配穴取任、督经脉穴位。常用大椎、心俞、肝肾、肾俞、脾俞、胃俞、志室、命门、檀中、中脘、气海、关元等穴。

（2）穴位局部皮肤常规消毒后，取1号或0号医用羊肠线2cm，以特制埋线针，穿入穴位皮下，进针至针头进入0.5cm；随后把针退出，用棉球压迫针孔片刻，以防出血；然后用消毒纱布盖敷，保护针孔。

（3）根据病情及患者对肠线的吸收情况，每次取穴3～5个，2～4周埋线1次，一般治疗3～6次。

3. 疗法特点 穴位埋线是集多种方法（如针刺、埋线、穴注等）、多种效应于一体的复合性治疗方法，其机理为多种刺激同时发挥作用。肠线作为一种异体蛋白埋入穴位后，可提高机体营养代谢和应激、抗炎、抗过敏、抗病毒的能力，以达到治病的目的。肠线在组织中被分解吸收时，对穴位起到"长效针感"效应，延长了对经穴的有效刺激时间。

4. 注意事项

（1）严格无菌操作，防止感染。

（2）埋线时操作要轻、准，防止断针。

（3）糖尿病患者不宜使用该法。

（4）埋线后当日禁洗澡，防止感染；皮肤局部有感染或有溃疡时，不宜埋线。

（5）埋线最好埋在皮下组织与肌肉之间，肌肉丰满处可埋入肌层，羊肠线不可暴露在皮肤外面。

（6）剩余的羊肠线可浸泡在70%酒精中，临用时再用生理盐水浸泡。

（7）在一个穴位上做多次治疗时，应偏离前次治疗的部位。

（8）注意术后反应，有异常现象应及时处理。

5. 临床运用

李忠泰用穴位埋线治疗妇女更年期潮热汗出者30例，取双侧复溜、阴郄穴，埋入医用羊肠线，10天1次，两次为1个疗程。治疗两个疗程后评定疗效，总有效率为96.7%。

李月梅等选取肾俞、子宫、三阴交进行穴位埋线治疗与每天口服西药己烯雌酚片，观察比较两组的临床疗效及其对患者血清 FSH、LH、E2 的影响。结果发现，埋线组和西药组均能明显提高患者 E2 水平，降低 FSH 和 LH 水平；疗程结束后，埋线组与西药组比较，E2 水平明显高于西药组，FSH 明显低于西药组，且发现穴位埋线疗法可明显改善更年期综合征患者卵巢功能，对内源性阿片肽类递质具有调节作用。

八、推拿疗法

1. 适应证　绝经前后阴虚证、阳虚证。症见潮热汗出、心悸失眠、夜寐多梦、头晕耳鸣、腰腿酸软、烦躁易怒、情志抑郁等。

2. 操作方法

（1）取穴：中脘、气海、关元、阴陵泉、三阴交、足三里、太阳、攒竹、百会等；肾阴虚证着重按揉肝俞、肾俞、心俞、期门、内关、太溪、照海，擦涌泉；肾阳虚证着重按揉肾俞、脾俞、胃俞、章门、关元。

（2）患者仰卧位，用一指禅推法推中脘、气海、关元，然后掌摩腹部，按揉阴陵泉、三阴交、足三里。

（3）患者俯卧位，用拇指按揉厥阴俞、肝俞、脾俞、肾俞、命门，然后用小鱼际蘸取少许冬青油膏直擦背部督脉及膀胱经第一侧线，横擦肾俞、命门，以透热为度。

（4）患者坐位，用一指禅推前额部，拇指按揉太阳、攒竹、迎香、百会。五指拿风池、肩井各约 10 次。

3. 疗法特点　运用推拿手法中拿、揉、按、推、擦和点穴等手法，能起到平衡阴阳、滋阴补肾、健脾和胃、调理气血的功效。点按关元、气海俞、太溪、涌泉，搓擦肾俞、命门、八髎穴能滋肾阴、补肾阳和肾气、填精益髓，以补益先天；拿揉下肢脾胃经，配合点足三里、脾俞、中脘，能健脾和胃，以补后天气血生化之源；点按肝俞，配合胁肋分推，以疏肝理气；取厥阴俞、心俞、督俞、神门，调心经经气以宁心安神。同时配合三阴交，一穴通三阴，使阴平阳秘，脏腑调和，心神得安。

4. 注意事项

（1）对于初次经手推拿治疗的患者，应选用轻柔手法，手法刺激不宜过强，局部施术时间不宜过长。

（2）饥饿、过度疲劳者，应待其进食、恢复体力后再进行推拿手法治疗。

（3）老年人手法压力不宜过重；在使用擦法与按揉法时，可配合使用介质，防止破皮；如出现破皮，应立即停止手法，并做好局部的皮肤清创，防止感染。

（4）推拿在以下情况下不适合：各种急性传染病，或者各种恶性肿瘤的局部；各种溃疡性皮肤病，或烧伤、烫伤；各种感染化脓性疾病和结核性关节炎；严重的心脏病、肝病，或严重的精神病（不能合作，不能安静）；年老体弱的危重病患者。

5. 临床运用

赵洁敏等运用推拿治疗更年期综合征36例，手法治疗每天1次，7天为1个疗程，每疗程间隔2天，再进行下一个疗程。结果：显效14例，占39%；好转20例，占56%；无效2例，约占5%；总有效率95%。

付斐等运用推拿治疗女性更年期潮热汗出31例。临床观察患者治疗前后潮热汗出评分的变化，总有效率100%。运用中医推拿法，能明显改善更年期潮热汗出症状，临床疗效确切。

参考文献

［1］乐依士.实用中医内科大膏药手册［M］.上海：上海科学技术出版社，1994.

［2］田从豁，彭冬青.中国贴敷治疗学［M］.北京：中国中医药出版社，2015.

［3］李海英，薛青.自拟更年散贴穴治疗更年期综合征98例.光明中医，2015，30（4）：813.

［4］侯金凤.针刺与穴位贴敷治疗妇女更年期综合征60例［J］.山东中医杂志，2003，22（8）：481-482.

［5］李斯文，王云.吴英散敷脐治疗绝经前后诸症85例疗效观察［J］.云南中医中药杂志，1996，17（4）：5-6.

［6］任志凡.平补肝肾法结合药枕治疗更年期紧张性头痛38例［J］.云南中医中药杂志，2012，33（7）：25-26.

［7］李春光，王艳萍，李佳.中药足浴治疗围绝经期综合征的临床疗效观察［J］.中国实用医药，2011，6（1）：225-226.

［8］赵宗仙.实用临床针灸推拿治疗学［M］.西安：西安交通大学出版社，2014.

［9］李国安，俞吟.针刺治疗女性更年期综合征的临床研究［J］.上海针灸杂志，2002，21（3）：7-8

［10］李淑荣，都亚娟，张淑杰.针刺背俞穴为主治疗女性更年期综合征200例［J］.针灸临床杂志，2005，21（11）：39.

［11］杜革术.补肾宁心针法治疗心肾不交型围绝经期综合征的临床研究

［J］.中国中医药科技，2011，18（6）：464-465，493.

［12］徐天舒.耳针与体针合用治疗更年期综合征的研究［J］.现代中西医结合杂志，2004，13（17）：2269.

［13］张弛，周章玲.耳穴贴压治疗更年期综合征的疗效分析［J］.中国中医药现代远程教育，2009，7（9）：179.

［14］李忠泰.穴位埋线治疗妇女更年期潮热汗出［J］.时珍国医国药，2006，17（12）：2634.

［15］李月梅，庄礼兴，张东书，等.穴位埋线治疗更年期综合征及其对性腺激素、β-内啡肽的影响［J］.中国针灸，2009，29（11）：865-867.

［16］赵洁敏，徐宾.推拿治疗更年期综合征36例临床总结［J］.按摩与导引，2005，21（2）：37.

［17］付斐，金涛，沈艳红.推拿治疗女性更年期潮热汗出31例［J］.北京中医药，2012，31（3）：9.

（廖云霞　陆　勤）

第三节 痛 经

痛经是指妇女正值经期或经行前后出现周期性下腹部疼痛，或伴腰骶酸痛，影响正常工作及生活。西医分为原发性痛经和继发性痛经两大类。前者指无盆腔器质性病变的痛经，多发于青春期少女初潮后 1～2 年，也称为功能性痛经；后者指因盆腔炎、子宫内膜异位症、子宫腺肌病等器质性疾病引起的痛经，也称器质性痛经，多见于育龄期妇女。常表现经期或经行前后下腹疼痛，为阵发性疼痛、痉挛性疼痛或胀痛，多伴下坠感，可放射至腰骶部及大腿内侧，痛甚可伴面色苍白、出冷汗、手足凉、恶心呕吐、昏厥等。

西医认为，痛经的发生与前列腺素（PG）释放增多有关，情志刺激、焦虑、恐惧等均可通过中枢神经系统刺激盆腔神经纤维引起疼痛。治疗多采用口服解痉镇痛剂、局部理疗，甚者手术切断骶神经、切除子宫等法治疗。每次月经期均需口服镇痛药物，难以根治，而手术治疗创伤较大。

中医认为，痛经的发生因胞宫经血运行受阻，以致"不通则痛"；或因冲任胞宫失于濡养，"不荣则痛"。内治疗法以调理冲任气血为原则。经期重在理血止痛以治标，平时辨证求因以治本。外治疗法主要通过药物或非药物疗法作用于皮肤、经穴，直达腠理，使疼痛迅速缓解。常用方法有贴敷、针刺、艾灸、推拿、溻渍等疗法。

一、贴敷疗法

1. 适应证 寒凝、气滞、血瘀型痛经，经期及非经期均可应用。

2. 操作方法

（1）敷脐法：疏经散：蒲黄、五灵脂、丹参、香附、乌药各 20g，研细粉备用。治疗时，取药粉适量与白酒共调成膏，敷于脐中，外盖纱布固定。经前 3 天开始，经净停用。

（2）穴位贴敷：①药物：蒲黄、五灵脂、三棱、莪术、乌药、延胡索、香附等。②取穴：主要有关元、神阙、气海、中极，或者直接覆盖小腹大部分穴位。③患者取舒适体位，充分暴露敷药部位或穴位，注意保暖。敷药局部应做清洁处理，将调制好的药物平摊于棉垫上或纱布上，并在药物上面加一大小相等的棉纸或纱布。④将药物敷于患处或穴位，用胶布或绷带固定。⑤敷药后，应询问患者有无瘙痒难忍之感，并观察局部有无皮疹、水疱等过敏现象。若有过敏反应，应停止敷药。（图5-3）

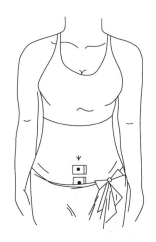

图5-3 痛经贴敷示意图

3. 疗法特点 穴位贴敷的治疗方法既有穴位刺激的作用，又通过特定的药物吸收以发挥明显的药理作用。以蒲黄、五灵脂、三棱、莪术、乌药、延胡索、香附等选穴贴敷，具有行气活血、化瘀止痛之效。现代研究认为，脐在胚胎发育过程中为腹壁最后闭合处，表皮角质层最薄，屏障功能较差，且脐下没有脂肪组织，皮肤筋膜和腹膜直接相连，故渗透性较强，药物分子较易透过皮肤的角质层进入细胞间质，迅速弥散入血而通达全身，脐下腹膜还分布有丰富的静脉网，连接于门静脉，从而使药物得以经此捷径直达肝脏。运用中药敷于患处或穴位，以达温经散寒、活血通络、化瘀止痛的作用，能够显著减轻疼痛症状。

4. 注意事项

（1）所贴部位要严格消毒，皮肤破溃或红肿处贴敷应慎重。

（2）用药后应观察局部皮肤有无丘疹、奇痒或局部肿胀等过敏现象，一旦出现即刻停止用药，并将药物擦拭干净或清洗。

（3）进行贴敷时，应注意保暖，避免受凉，特别在寒冷季节进行贴敷时宜覆盖衣被保温。

5. 临床应用

疏经散为南京市中西医结合医院经验方，临床治疗气滞血瘀型痛经效果满意，经前 3 天开始，敷于脐中，经净停用。使用 1 ~ 3 个月经周期，可明显减轻痛经。

张晓华等将五灵脂 20g，生蒲黄 10g，当归 15g，没药 15g，延胡索 15g，焙干研细末，混匀。取药散 2g，加磁片一枚，用茶油拌匀，制成直径 1.5cm、厚 0.3cm 药片贴敷脐中；对照组口服吲哚美辛肠溶片。结果：磁药敷脐疗法治疗血瘀型痛经可起到治标治本的作用，且无毒副作用。

蔡燕等将肉桂、吴茱萸、丁香、红花等中药研成细末，用温热黄酒调成糊状，敷于脐孔内，外用伤湿止痛膏固定，于经前 5 天开始治疗，每天 1 次；对照组口服布洛芬、萘普生等。结果：观察组治疗有效率 95.8%，对照组为 82.9%。

孙淑慧将肉桂 15g，小茴香 10g，吴茱萸 20g，香附 15g，白芍 10g，柴胡 10g，延胡索 15g，桃仁 15g，红花 15g，丹参 15g。混合均匀，研成细末，过 120 目筛，高压灭菌后储瓶备用。用时取少许药末，敷于脐中，用敷料固定，每日早晚各用热水袋温熨 30 ~ 40 分钟，温度保持在 40℃左右，贴药每日更换一次，经前 3 ~ 5 天开始敷药，直至月经干净，用药 3 个月经周期。

刘新霞将肉桂 10g，细辛 6g，吴茱萸 10g，元胡 10g，乳香 10g。共研细末，取 3 ~ 5g，经前 3 天敷于脐中，经净停用，总有效率 100%。

王瑞霞用失笑散、血竭、乳香、乌药、元胡、肉桂、茴香、干姜、樟脑、冰片各等分组成。将各药共研细末，取药 6g 用 6-542 注射液调成糊状，贴敷神阙、关元穴上，外用纱布固定，24 小时换药 1 次，同时可局部加热 10 分钟；对照组口服元胡止痛片、氟灭酸，必要时阿托品肌注。结果：治疗组总有效率 91.53%，对照组有效率 85.54%，治疗组明显优于对照组。

于云、王培安用小茴香 100g，胡椒 30g，肉桂 50g，细辛 30g，吴茱萸 50g，炙马钱子 30g，三棱 50g，莪术 50g，川芎 30g，松香 50g，麻油 600g，樟丹 250g。将上药研成细末，麻油用文火炼至滴水成珠，加入松香搅拌，离火加丹搅拌，待冒青烟后则呈黑褐色，温度降至 80℃ 左右时，兑入药粉，搅拌均匀，用冷水浸泡 48 小时，其中换水 6 次，制成痛经膏。用时将膏药用温水加热熔化，摊于膏药布上，每张 10g 备用。每经前 7 天外贴关元穴，3 天更换 1 次，经期停用，2 个月经周期为 1 个疗程。结果：总有效率 86.25%。

二、针刺疗法

1. 适应证 各种证型的痛经。

2. 操作方法

（1）普通针刺：选穴三阴交、中极、次髎、足三里、气海等穴位，同时根据证型加用其他穴位。寒凝者，加归来、地机；气滞者，加太冲；腹胀者，加天枢、气海；胁痛者，加阳陵泉、光明；胸闷者，加内关。主穴三阴交、足三里、气海；气血亏虚者，加脾俞、胃俞；肝肾不足者，加太溪、肝俞、肾俞；头晕耳鸣者，加悬钟。患者取平卧位，充分暴露穴位，局部消毒后，实证采用毫针泻法，虚证采用毫针补法。

（2）耳针：内生殖器、交感、皮质下、内分泌、神门、肝、肾、腹，每次选 2～4 穴。在所选的穴位处寻找敏感点，用短毫针针刺（也可用王不留行籽、白芥子等刺激耳郭穴位），快速捻转数分钟，每日或隔日 1 次，每次留针 20～30

分钟。

3. 疗法特点　针灸具有良好的镇痛作用。中医学认为，大凡疼痛多由经络闭阻不通、气血瘀滞不行而引起，针灸治疗就是通过刺激经络、腧穴，使经络通畅、气血调和，变"不通则痛"为"通则不痛"。正如《灵枢·经脉》所说："经脉者，所以能决死生，处百病，调虚实. 不可不通。"中极、关元属任脉经穴，刺之可通调冲任脉气。足三里补脾胃而益气血，刺之则气血充足，胞脉得养，冲任脉气自调。三阴交为脾经腧穴，亦为足三阴经之交会穴，刺之则有补脾疏肝解郁，使气血下行而达通经的作用。诸穴合用，则可调理冲任，补益气血，通络止痛。

4. 注意事项

（1）患者过于饥饿、疲劳、精神过度紧张时，不宜立即进针。

（2）体质瘦弱、气血亏虚者，针刺手法不宜过强，并尽量采用卧位。

（3）严格无菌操作，避免局部皮肤感染。局部皮肤破溃者，患处避免进针，避免浸水。

5. 临床应用

李娟取穴血海、足三里、三阴交、内关。患者仰卧位，取 1.5 寸毫针先在一侧血海穴经常规消毒后快速刺入，左手指压血海穴下方，在小幅度捻转行针时配合呼吸补泻，虚证用补法，实证用泻法，使针感扩散至小腹部，每次行针 2 ~ 3 分钟后留针。然后同侧足三里、三阴交常规消毒，取 2 寸毫针分别针刺，得气后留针。最后取对侧上肢的内关穴，用同样的方法取 1 寸毫针得气后留针。各穴每 10 分钟行针 1 次，留针 40 分钟，1 日 1 次。隔日交换对侧穴位进行治疗。每次月经前 3 天开始治疗，连续治疗 7 天为 1 个疗程。结果：痊愈 24 例，显效 16 例，有效 6 例，总有效率 97.87%。

邓莉取穴关元、中极、气海、三阴交。患者取仰卧位，常规消毒穴位后，关元、中极、气海向下斜刺 0.8 ~ 1.2 寸，行泻法，使针感局部酸胀，且向前阴部放射为度；三阴交直刺 1.2 ~ 1.5 寸，行平补平泻手法，使针感局部胀麻为度。留针 30 分钟，同时用神灯照射小腹 30 分钟，在每次月经来潮前 3 ~ 5 天开始治疗，一日 1 次，至行经开始为止。1 个月经周期为 1 个疗程，均治疗 3 个疗程。结果：痊愈 28 例，好转 18 例，总有效率 92%。

马登旭等取穴大椎、承浆为主穴，三阴交、血海为配穴。操作：常规消毒穴位后，承浆向下斜刺五分，待有酸、麻、胀、重针感后，快速提插捻转约 30 秒钟，留针 30 分钟，每隔 10 分钟提插捻转 1 次；大椎穴针刺入皮下后，向深部缓慢进针三分，使针感向背部下方放射。如属寒凝血瘀或虚证痛经，可配三阴交、血海，针向内直刺 1 ~ 1.5 寸，快速提捻得针后留针 30 分钟，也可在此穴用一寸长的艾条套在针柄上点燃旋灸，每次两壮。上述治疗可在月经来前 3 天开始，治疗到月经停止为 1 个疗程，每日 1 次，共治 3 个疗程。结果：痊愈 78 例，显效 8 例，好转 10 例，总有效率 100%。

李素荷等取耳穴腹、内生殖器、神门、肾。操作：常规消毒穴位后，选用长约 30mm 的 1 寸毫针，针刺上述耳部穴位。电针使用频率 2Hz，波形为疏波，强度以患者能耐受为度，留针 30 分钟，疼痛基本消失。痛经发作时治疗 1 次，1 次为 1 个疗程。治疗 1 次后，若 3 个月内无发作者，可停止治疗；若仍发作者，可继续治疗，最多治疗 3 次。结果：痊愈 8 例，显效 34 例，有效 12 例，总有效率 100%。

王素玲取穴上髎、次髎、中髎为主穴，寒湿凝滞加地机，肝郁气滞加太冲，肝肾亏损加关元，以 2 寸毫针快速进针，使针感传至小腹或前阴为佳，将艾段插在针尾上点燃，连灸 2 炷，留针 30 分钟，1 日 1 次，7 日为 1 个疗程，月经期开始治疗。取耳穴：寒湿凝滞取内生殖器、内分泌、皮质下、缘中、交感、神门；气滞血瘀取内生殖器、交感、皮质下、盆腔、脾、肝；气血两亏取盆腔、内分泌、交感、神门、脾、肾。将王不留行籽粘贴置于所取穴位，拇指、食指对压耳穴，手法由轻到重按压，使之产生酸、麻、胀、痛感。嘱患者每日自行按压

4～5次，每次3～5分钟，隔日1次，双耳交替施治，也可同时贴压两侧。经前1周开始，7天1个疗程。结果：痊愈48例，好转30例，总有效率97.50%。

三、艾灸疗法

1. 适应证 寒凝血滞、经络痹阻的痛经。

2. 操作方法 嘱患者取平卧位，充分暴露穴位。施灸时，将艾条悬放在距离穴位一定高度进行熏烤，一般距离皮肤2～3cm，也可使用艾灸箱放置艾条，使患者局部有温热感而无灼痛为宜，每处灸10～15分钟，以皮肤出现红晕为度。或以生姜、盐、附子将艾炷与腧穴隔开进行施灸。

3. 疗法特点 艾灸作用于人体，可起到化瘀止痛、扶阳固脱、温经散寒的作用。艾叶苦辛，生温，熟热，纯阳之情，能回垂绝之阳……止诸血。以之灸火，能透诸经而除百病。艾叶主要含挥发油，艾灸燃烧所产生的温热力和艾烟的弥漫，可以起到增加腧穴的透皮性，燃烧后产生的物质可使其起到抗氧化并清除自由基的作用，从而发挥"通十一经，走三阴，理气血，逐寒湿，暖子宫"的功效。灸条燃烧产生的近红外线具有很强的穿透力，而且艾灸可以使施灸部位的毛细血管扩张，即在盆腔脏器处产生热效应，从而解除子宫平滑肌的紧张性收缩，温通血液循环。灸条燃烧时火力温和，可以利用艾条燃烧的热力，起到激发人体脏腑和经络正气的作用，从而协调人身阴阳气血的运行，达到化瘀止痛、扶阳固脱、温经散寒的效果，从而减轻经期疼痛。并于经前施灸，正符合中医的治未病思想，能预先调整冲任、胞宫及脏腑的生理机能，使经期到来时，气血畅达，冲任、胞宫平和。

4. 注意事项

（1）注意室内温度，防止艾火烧伤衣物或皮肤。

（2）施灸时，患者的体位要平整和舒适，并有利于术者操作。一般是先上部，后下部；先背部，后腹部；先头部，后四肢；先灸阳经，后灸阴经；施灸壮数先少后多。但在临床上也可结合病情，灵活应用，不要拘泥于此。此外，还应注意施灸时，应在通风的环境中进行。

（3）空腹、过饱、极度疲劳和对灸法恐惧者，应慎灸。

（4）实热证、阴虚发热者，均不宜艾灸。

5. 临床应用

徐扬青等用悬灸周期疗法治疗痛经34例。气滞血瘀型，取气海、三阴交；寒湿凝滞型，取关元、三阴交。用艾条施以悬灸，每穴灸15分钟。月经前5天至月经停止为1个疗程，每天1次，治疗3个月经周期。结果：痊愈24例，好转7例，无效3例，总有效率91.18%。

章海风等用热敏化灸治疗原发性痛经33例。用点燃的纯艾条在患者腹部、腰骶部及小腿内侧等部位施行温和灸。当患者感受到艾热向皮肤深处灌注或出现灸感感传时，此即为热敏化穴。在每个热敏化穴上先行回旋灸2分钟以温热局部气血，继以温和灸发动感传、开通经络。施行温和灸，直至透热现象消失为1次施灸剂量。施灸时间标准为热敏化穴的透热现象消失，每日1次，于月经前3天开始治疗，连续治疗5天，1个月经周期为1个疗程，共治疗3个疗程。结果：痊愈率72.73%，总有效率96.97%。

王桂珠等用灸法治疗原发性痛经120例。气滞血瘀型，取关元、双太冲、双三阴交；气血虚弱型，取双三阴交、气海、关元、腰阳关。用艾条施温和灸法，每个穴位累计灸5分钟左右。一般患者每日施灸1次，疼痛严重者可每日施灸2次，治疗期间停用其他一切用药，治疗3个月经周期。结果：痊愈40例，显效56例，好转20例，总有效率96.67%。

洪钰芳等用隔附子饼灸治疗痛经并观察经血中的 $PGF2\alpha$ 含量的变化。取穴：关元、气海；次髎、17椎。艾绒2g做成底座直径2cm、高2.5cm的艾炷，置于附子饼上施灸，每穴灸5壮，两组穴位交替使用，每天1次，以1个月经周期为1个疗程，月经期间停止治疗，共治疗3个疗程。结果：总有效率92.86%。

治疗后的 PGF2α 含量与治疗前经血的 PGF2α 差异有显著意义，说明患者经血 PGF2α 的含量在治疗前明显高于正常水平，治疗后其平均含量趋于正常。

赵秀萍等用隔姜灸治疗原发性痛经，取穴：关元、中极、子宫穴（双），三阴交（双）。气滞血瘀型配气海；寒凝血瘀型配归来；肝肾虚损型配脾俞、肾俞、17椎。于月经来潮前 3 ~ 5 天开始隔姜灸，艾炷如蚕豆或枣核大小，每穴灸 3 ~ 5 壮，每次 30 分钟，直至月经来潮后 2 天疼痛停止为 1 个疗程，一般治疗 2 ~ 3 个疗程。结果：15 例患者，治愈 6 例，显效 5 例，有效 3 例，无效 1 例，总有效率 93.33%。

四、推拿疗法

1. 适应证　各种证型的痛经。

2. 操作方法　本病的推拿多采用腹部和腰骶部联合推拿法。先嘱患者俯卧位，在腰背部施以擦法 5 ~ 10 分钟，使局部发热；以拇指点按患者腰椎 1 ~ 腰椎 5 脊突旁或阿是穴 5 ~ 10 分钟，以疼痛明显减轻为度；再嘱患者仰卧位，在腹部采用振法 20 ~ 30 分钟，以腹部发热为度，点按气海、关元、三阴交穴各 2 ~ 3 分钟，以酸胀为度。治疗时间：每次月经前 1 周开始治疗 3 ~ 5 天，连续治疗 3 个月为 1 个疗程。

痛经的病因在胞宫，局部推拿治疗效果显著。推拿手法的运用多种多样，其中以摩法、揉法、按法、擦法、擦法、推法最为常见。

3. 疗效特点　推拿具有温经散寒，疏通血脉，通经止痛的作用。同时又调节了冲、任、督脉的经气，故取气海、关元、中极、血海、足三里等穴以行气化瘀，补益气血。按揉肝俞、肾俞、脾俞、胃俞、命门等穴，以强健先后天之本，疏调经气，开通闭塞；用推、揉、拿、摩腹等手法以疏通经络，调和气血，加强局部血液循环，从而使滞留胞宫中的瘀血消散，气机通畅，气血运行恢复正常，达到"通则不痛"的目的。

4. 注意事项

（1）经期腹部和腰骶部不宜推拿。感染性疾病、或烫伤与溃疡性皮肤病的局部均为推拿治疗的禁忌证。

（2）取穴要准确，点按时由浅入深，由轻到重，缓缓用力，以加强患者的感应。每穴以有酸、麻、胀的感觉为宜。

（3）对月经周期正常或不正常的患者均连续治疗3个月为1个疗程。嘱患者每月在月经来潮的前1周隔日治疗1次，1周治疗3次。

5. 临床应用

南京市中西医结合医院叶康采用腹部和腰骶部联合推拿法治疗痛经取得临床满意疗效。

尤家军用推拿治疗痛经56例，首选冲任二脉调节月经。气海、关元、中极、血海、足三里、合谷等穴行气化瘀，补益气血。按揉肝俞、肾俞、脾俞、命门、八髎等穴可疏调经气，开通闭塞。推、揉、搓、拿、摩腹法可疏通经络，调和气血，加强局部血液循环，从而使滞留胞宫的瘀血消散，达到通而不痛的目的。结果：痊愈32例，显效19例，无效5例，总有效率91%。

师素珍根据不通病因辨证推拿，治疗痛经30例，临床效果满意。①揉按俞穴止痛法：患者俯卧，医者两手重叠，按揉腰骶部，拇指反复揉按八髎穴，双拇指重按三焦俞、次髎；患者仰卧，按天枢、三阴交。②摩揉腧穴益气法：掌摩气海、关元；两手拇指反复揉按脐下冲任经络，按揉足三里、三阴交；患者俯卧，揉按膈俞、肝俞、脾俞、次髎等。③揉按腰腹益肾法：患者仰卧，医者用双手掌根反复揉搓腰部两侧，然后两拇指分放于两侧肾俞穴上，同时按揉数十次；掌搓命门、肾俞、次髎；患者仰卧位，掌摩腹部，拇指按揉中脘、气海等穴。

常东亮以推拿治疗痛经64例，从行气活血、祛瘀止痛、散寒利湿、温通血脉、调补气血着手。首先，患者俯卧位，医者由上至下掌推其背腰骶部膀胱经数遍，后掌揉上述部位3～5遍，再以前臂按压3～5遍，重点在腰骶部；点揉肝、脾、肾俞各 30 秒；叩击背腰部 1 分钟，宜轻、快。之后患者仰卧位，医者由上而下掌揉任脉及两侧胃经三线 3 ~ 5 遍，由轻到重，逐渐深入；拿提腹直肌3 ~ 5 遍，宜轻柔；点揉关元、天枢、三阴交各 1 分钟。横摩小腹，以微热为度，掌振小腹 1 分钟。最后改坐位，医者揉点内关 30 秒，拿揉肩颈 30 秒，拍击肩背 30 秒结束。辨证加减：①气滞血瘀者，俯卧位时加点膈俞与八髎各 30 秒，加宽胸理气法与侧拳叩击腰骶法，力度要适中；仰卧位时，加点膻中、血海、气海30 秒；掌按全腹部法，慢按快放，横擦小腹以透热为度。②寒湿凝滞者，俯卧时加由上至下的拿提竖脊肌法，横擦腰底法以透热为度；仰卧位时加点丰隆、条口各 1 分钟，加脐周环揉法，小腹揉拨法宜重；坐位时可用旋转复位法，矫正患者第四腰椎出现的偏歪，有助于缓解症状。③气血虚弱者，俯卧位时加点胃、三阴交、八髎等俞穴各 30 秒；加点肋补气法、叠掌按腰法、横擦腰骶法，力度均适中；仰卧时加气海、血海、足三里各 2 分钟，加横擦、擦小腹及脐两侧以温热为度，自下而上拿揉下肢内侧足三阴经以温热为度。每次时间 25 ~ 30 分钟，每日1 次，每连续 7 天为 1 个疗程，一般都在患者行经前 1 周开始。结果：治愈 29例，有效 30 例，无效 4 例，总有效率 94%。

滑志勇等以按摩推拿治疗痛经，寒湿凝滞型痛经效果最好。操作方法：患者先俯卧位，在腰骶部做下行推 3 ~ 5 次，双掌交替揉腰部两侧 2 分钟，双掌重叠揉骶部八髎穴一带数分钟，以透热为准。拇指揉点腰俞、次髎、肾俞各 1 ~ 2 分钟。患者取仰卧位，在腹部做轮状揉，重点揉小腹部，以透热为准。单掌揉脐正反各 9 圈，拿颤肓俞穴 3 ~ 5 次，拿抖小腹。拇指揉点带脉、大巨、关元、气海各 1 ~ 2 分钟。在双侧下肢内侧沿脾、肝、肾分别做手掌逆经揉压 5 ~ 7 次，拇指揉点足五里、血海穴各 1 ~ 2 分钟，小腿内侧用双拇指做逆经揉压 5 ~ 7 次，两手拇指分别揉点阴陵泉、太溪穴 1 ~ 2 分钟，握拿足部拇指揉点三阴交、然谷1 ~ 2 分钟。

五、溻渍疗法

1. 适应证 寒凝血瘀、气滞血瘀型痛经。

2. 操作方法 少腹逐瘀汤加减：小茴香、干姜、延胡索、没药、川芎、官桂、赤芍、五灵脂、炒蒲黄、当归、三棱、莪术、姜黄（南京市中西医结合医院妇科经验方）。上药水煎后过滤去渣，将毛巾于药液中浸湿，轻轻拧微干，趁热湿敷于下腹部，每日2次。经前3~5天开始治疗，月经来潮疼痛停止结束。1个月经周期为1个疗程，一般用3个疗程。

3. 疗法特点 利用中药的直接渗透作用，使药力直达病所，具有行气活血、温经止痛作用。现代研究表明，中药溻渍法可使药液直接作用于病变部位，通过湿热理疗作用，改变局部血流和血管、淋巴管的通透性，提高机体细胞的免疫力，达到扶正祛邪的目的。溻渍法可使药物经肌腠毛窍、脏腑，通经贯络，作用全身，通过疏通气血、软坚散结、祛风止痒等达到治疗目的。

4. 注意事项 注意溻渍用毛巾的温度，皮肤微红灼热为正常，切忌烫伤。操作时如毛巾变凉，及时更换。病变部位皮肤破损或感染、经量过多均为溻渍的禁忌证。

5. 临床应用

李丽应用中药溻渍治疗盆腔瘀血综合征40例。研究表明，中药局部应用可扩张外周血管，增加器官血流量，改善组织营养状态，提高新陈代谢，利于炎症的吸收和消退，并且有助于消除盆腔的充血，改善盆腔瘀血状态。

六、其他疗法

除了中药贴敷、针刺、艾灸、推拿、溻渍外，热熨、足疗、火罐、刮痧、穴位注射、中药离子导入等其他疗法也体现了各医家对本病的治疗思路，丰富了本病的治疗方法。

参考文献

［1］张仲源.促进透皮吸收的中药（一）［J］.中医外治杂志，2001，10（3）：48.

［2］张晓华，方如丹，与杰.磁药敷脐治疗血瘀型原发性痛经及对子宫血流动力学的影响［J］.时珍国医国药，2011，22（2）：365-366.

［3］蔡燕，曾革凤，刘晓华.中药药贴治疗原发性痛经临床效果评价［J］.四川中医，2009，27（7）：115-116.

［4］孙淑慧.中药外治原发性痛经40例［J］.中医外治杂志，2005，14（3）：38.

［5］刘新霞.止痛散敷脐治疗寒湿凝滞型痛经63例［J］.中医外治杂志，2004，13（5）：49.

［6］王瑞霞.失笑散贴外治痛经118例［J］.中医外治杂志，2003，12（3）：14.

［7］于云，王培安.痛经膏外贴关元穴治疗痛经80例［J］.中医外治杂志，2004，11（3）：46.

［8］全国高等医药院校教材.针灸学［M］.上海：上海科学技术出版社，1981.

［9］李娟.针刺法治疗原发性痛经47例［J］.中医外治杂志，2009，18（4）：50.

［10］邓莉.针刺加神灯照射治疗痛经50例［J］.中医外治杂志，2006，15（2）：31.

［11］马登旭，闫平.针刺治疗痛经96例临床体会［J］.内蒙古中医药，

2010，7（4）：26.

[12] 李素荷，杜淑佳.耳针治疗原发性痛经54例 [J].中医外治杂志，2009，18（3）：54-55.

[13] 王素玲.针灸配合耳穴压贴治疗痛经80例 [J].中医外治杂志，2005，14（4）：35.

[14] 杨华元，刘堂义.艾灸疗法的生物物理机理初探 [J].中国针灸，1996，16（10）：17.

[15] 徐扬青，陈伟，王井妹.悬灸周期疗法治疗痛经34例 [J].江西中医药，2006，9（37）：49.

[16] 章海风，付勇，张波.热敏化灸治疗原发性痛经临床研究 [J].河南中医，2008，28（1）：62-63.

[17] 王桂珠，梅丽，孙得志.灸法治疗原发性痛经120例 [J].中国民间疗法，1999，8（8）：12.

[18] 洪钰芳，刘坚.隔附子饼灸治疗痛经 [J].中医文献杂志，2001，（3）：44-45.

[19] 赵秀萍，张鲁予.隔物灸治疗原发性痛经15例 [J].上海针灸杂志，2009，28（4）：229.

[20] 尤家军.推拿治疗痛经56例 [J].实用中医药杂志，2008，24（1）：40-41.

[21] 师素珍.推拿治疗痛经30例 [J].按摩与导引，2007，23（6）：39-40.

[22] 常东亮.推拿治疗痛经的体会 [J].现代中西医结合杂志，2010，19（14）：1773-1774.

[23] 滑志勇，于浩.按摩推拿治疗痛经经验浅析 [J].光明中医，2014，29（9）：1939-1940.

［24］杨芳娥.中药湿渍法治疗外阴湿疹30例［J］.陕西中医学院学报，1996，19（4）：20.

［25］李治牢，王志坚.中药湿渍法在皮肤病中的应用［J］.陕西中医函授，1994，12（6）：31.

［26］杨焕杰.中医辨证外治五法治疗糖尿病足溃疡［J］.北京中医药，2008，27（9）：717-719.

［27］李丽.中药灌肠及湿渍治疗盆腔瘀血综合征40例临床疗效观察［J］.实用中西医结合杂志，2015，15（12）：63-64.

（王芳芳　于红娟）

第六章　妇科杂病

6

妇科除经、带、胎、产疾病外，与女性生理特点有密切关系的疾病，均属妇科杂病。因其证有不同，病因、症状各有特点，故对妇科杂病的范围，历代医家主张不尽相同。汉代张仲景的《金匮要略》，将妊娠、胎产以外的月经、带下、崩漏、前阴等所有的妇科疾病均纳入杂病范畴。隋代巢元方《诸病源候论》所论妇人杂病包括胎产病以外的妇科疾病。明代张景岳《景岳全书·妇人规》则将妇人杂病分成乳房、瘿瘤和前阴诸病。到了清代，《医宗金鉴·妇科心法要诀》将杂病分为热入血室、梦与鬼交、梅核气、血风疮、足跟痛等证。现代则将凡不属于经、带、胎、产疾病范围而又与妇女解剖、生理、病理特点密切相关的疾病，统称为妇科杂病。

妇科杂病病因比较复杂，可概括为四个方面：①起居不慎，感受寒热湿邪；②情志不调，气机逆乱；③饮食不节，脏腑失调；④禀赋不足，气血虚弱或脏阴亏少。其病机主要为肝、脾、肾三脏功能失司，气血紊乱，直接影响冲任脑络（脉）、胞宫而致。气滞血瘀、湿热蕴结、痰湿郁结、肝郁脾虚、脾肾不足、冲任胞脉损伤为其病机关键。

妇科杂病的治疗，主要调补肝、脾、肾，调理气血、经络功能，并与祛邪相结合。常用治法有疏肝、健脾、补肾及祛瘀、消筋、化痰、祛湿、清热解毒、杀虫止痒等。由于妇科杂病大多病程日久，缠绵难愈，故须坚持调治，方可显效。

妇科杂病很多，本书仅介绍临床最为常见的子宫内膜异位症、不孕症、盆腔炎、癥瘕、阴疮、阴痒、阴挺等病。常用的外治方法有灌肠疗法、贴敷疗法、针灸疗法等。

第一节 子宫内膜异位症

　　子宫内膜异位症（endometriosis，EMT）是指具有生长功能的子宫内膜组织出现在子宫腔及子宫体肌层以外其他部位的一种疾病，简称"内异症"。该病好发于育龄期女性，发病率报道不一，但近年来呈逐年上升趋势，是妇科疑难病、常见病之一。该病就组织学而言是一种良性病，但其侵袭方式呈恶性行为。异位的子宫内膜可能侵袭人体各部位，以邻近的盆腔组织居多，如道格拉斯窝、宫骶韧带、卵巢、子宫浆膜层、输卵管、乙状结肠等，故又通常称作"盆腔子宫内膜异位症"。流行病学调查发现，生育少、生育晚、月经周期短的妇女患病风险更高，而绝经后妇女少见，因而认为子宫内膜异位症是一种激素依赖性病症。

　　子宫内膜异位症的临床症状呈现多样性，但也有少部分患者无任何症状。较典型的症状有痛经与慢性盆腔痛、性交痛、月经异常、不孕、急腹痛。典型体征是妇检时发现子宫固定，道格拉斯窝、宫骶韧带等部位可扪及触痛结节。如存在较大的卵巢子宫内膜异位囊肿，妇检时也可被扪及。如囊肿破裂，则出现腹膜刺激征。腹壁或会阴瘢痕子宫内膜异位病灶可在切口附近触及结节状肿块。

　　中医学将其归为"痛经""癥瘕""月经不调""不孕"的范畴。本病的主要原因在于经血逆流，流注于子宫冲任脉络之外，气血失畅，肾虚气弱，无力清除逆流之经产余血，以致蕴结而为瘀血。多数现代医家认为本病病机以肾虚为本，血瘀为标。肾阳虚弱，经行感寒，或于经行不净之际进行宫腔操作，血行不畅，积于子宫，逆流于子宫之外，蕴结于脉络之间，形成血瘀，之后随肾阴肾阳的消长变化而消长。逆流之血属阴，蕴结成瘀后随着女性生理周期变化之阴长而长，阳长而有所消，异位的子宫内膜不易吸收，不易消散，其所致痛经顽固。本病治疗以"急则治标，缓则治本"为原则，以活血化瘀为治疗大法。一般经前期以调气祛瘀为主，经期以活血祛瘀、理气止痛为主，经后以益气补肾、活血化瘀为主。

外治法治疗子宫内膜异位症，主要采用中药灌肠及针刺、耳穴压籽、灸法、贴敷等穴位疗法。

一、灌肠疗法

1. 适应证　子宫内膜异位症患者之血瘀证或气虚血瘀证。症见痛经，腹痛拒按，痛有定处，月经中夹血块者。

2. 操作方法

（1）处方

灌肠方一：桂枝 15g，乳香 15g，没药 15g，蛇舌草 10g，皂角刺 15g，赤芍 10g，虎杖 15g。

灌肠方二：莪术 10g，丹皮 10g，赤芍 10g，丹参 10g，生黄芪 10g，枳壳 9g，夏枯草 10g，制半夏 12g，地鳖虫 10g，没药 10g，乳香 10g，桂枝 6g。

灌肠方三：仙灵脾 15g，菟丝子 15g，三棱 10g，莪术 10g，桃仁 10g，红花 10g，穿山甲 5g，土鳖虫 15g，五灵脂 10g，蒲黄 10g，制香附 10g，当归 12g，白芍 15g，浙贝母 15g。

灌肠方四：黄芪 30g，莪术 20g，炙山甲片 10g，川芎 10g，片姜黄 10g。

（2）将中药加水煎浓缩至 200mL，温度 39 ~ 41℃。灌肠前嘱患者排空大便，取左侧卧位，用枕头抬高臀部 10cm，或将药液倒入灌肠袋或瓶内。将灌肠袋或瓶吊于离床面 1 ~ 2 米处，连接灌肠导管，将其插入肛门深 20cm，缓缓将药液滴入直肠内，30 分钟左右滴完。然后拔去插入肛门内的导管，侧卧休息。避开月经期，每日 1 次。（图 6-1）

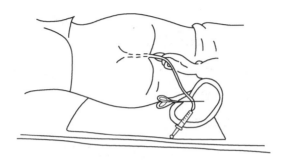

图 6-1 灌肠示意图

3. 疗法特点 中药煎剂保留灌肠可以避免口服中药的苦味和对胃黏膜的刺激；中药药液直接通过直肠黏膜吸收，避免了肝脏的首过效应，提高了血药浓度，且减轻对肝脏的损伤。

4. 注意事项

（1）控制药物温度，温度过高会损伤肠黏膜，温度过低会引起腹痛，影响疗效。

（2）灌肠器具保持清洁卫生，尽量使用一次性灌肠器具。

（3）为防止损伤肠黏膜及更容易插管，插入肛门的软管前段要涂上润滑剂，如医用凡士林或液状石蜡。

（4）妊娠期、月经期禁用。

5. 临床应用

南京中医药大学附属无锡市中医医院妇科周亚红主任医师观察灌肠方一治疗的有腹腔镜手术指征的内异症患者 30 例，经连续 3 个月经周期（每周期月经干净后 3 天用药至下次月经来潮前）治疗，发现该灌肠方能显著改善子宫内膜异位症患者痛经及性交痛的疼痛。

灌肠方二为南京中医药大学附属昆山中医院郑氏妇科治疗子宫内膜异位症的经验方异位二号方。临床用该方治疗内异症 40 例，连续治疗 3 个月经周期。结果显示：异位二号方灌肠治疗子宫内膜异位症疗效与西药达那唑相当，二者均能降低子宫内膜异位症患者的痛经程度、盆腔包块的最大截面积、外周血清 CA125 及消除 EmAb，且副作用小，值得临床推广应用。

灌肠方三为西安交通大学医学院第二附属医院中医科自拟方（内异消）。临床研究发现，用该方治疗内异症患者 24 例，连续治疗 3 个月经周期后，能有效改善子宫内膜异位症患者的临床症状，提高受孕率。疗效与达那唑相似。

江苏省中医院妇科门诊使用灌肠方四治疗内异症 3 个月，可明显改善患者痛经、肛门坠痛、性交痛，改善子宫活动度及后穹窿痛性结节。

汤艳秋等用中药异位二号方（莪术、丹皮、赤芍、丹参、生黄芪、枳壳、夏枯草、制半夏、地鳖虫、没药、乳香、桂枝）灌肠治疗子宫内膜异位症 60 例，随机分为两组，治疗组 40 例予异位二号方灌肠治疗，对照组 20 例予达那唑治疗。两组临床疗效比较：治疗组与对照组作用相当，均能降低子宫内膜异位症患者的痛经程度、盆腔包块的最大截面积、外周血清 CA125 及消除 EmAb，且治疗组副作用较小，疗效确切。

屈育莉等观察内异消（仙灵脾、菟丝子、三棱、莪术、桃仁、红花、穿山甲、土鳖虫、五灵脂、蒲黄、制香附、当归、白芍、浙贝母）保留灌肠治疗子宫内膜异位症 48 例，随机分为两组，治疗组、对照组各 24 例。治疗组给予内异消保留灌肠，对照组给予达那唑口服，两组均连续治疗 3 个月，采用酶联免疫吸附法检测两组患者治疗前后血清血栓素 B_2（TXB_2）、前列环素的含量，比较两组治疗 3 个月后、停药 3 个月后的临床总有效率和停药 3 个月后不孕患者的受孕率。结果：治疗组与对照组临床总有效率、受孕率均占优，两组治疗后患者血清血栓素 B_2、前列环素含量较治疗前明显降低，有统计学意义。

周亚红等观察以活血化瘀为主的内异灌肠方（桂枝、乳香、没药、白花蛇舌草、皂角刺、赤芍、虎杖）治疗 60 例有腹腔镜手术指征的子宫内膜异位症患者，将其随机分组，30 例治疗组给予内异灌肠方治疗，观察治疗前后临床症状包括痛经及性交痛的缓解情况及治疗前后 CA125 值的变化情况、卵巢囊肿大小的变化，治疗 3 个月经周期后，行腹腔镜手术；对照组直接行腹腔镜手术。结果：治疗组 30 例患者中 23 例痛经、13 例性交痛患者经中药保留灌肠治疗 3 个月后的前后症状均有改善，且有显著性差异。治疗组与对照组腹腔液 CA125 及（白介素 -6）IL-6 值比较，差异有统计学意义。结论：内异灌肠方能改善子宫内膜异位症患者痛经及性交痛的疼痛情况，降低腹腔液 CA125 及 IL-6，从而发挥治疗作用。

二、穴位疗法

穴位疗法治疗子宫内膜异位症的具体方法，包括针刺、艾灸、耳穴压籽、贴敷疗法等。

1. 适应证　子宫内膜异位症气虚血瘀或寒凝血瘀型，症见面白或青、喜温、小腹拒按、月经夹有血块。

2. 操作方法

（1）针刺配合艾灸：针刺选穴中脘、下脘、气海、关元、中极、外陵、水道、气穴（双侧）、气旁、太溪（双侧）、子宫（双侧）。将皮肤局部消毒，用 40mm 毫针快速针刺，行平补平泻手法，得气后留针 30 分钟，于经前 5 天开始施针，连续治疗 10 天，3 个月经周期为 1 个疗程。出针后，用艾炷于腹部穴位施行灸法，每次灸 3 壮，在月经前 1 天疼痛时开始施灸，每天 1 次，痛消即止，连用不超过 3 天。

（2）针灸结合刺络放血：于经前一周时开始针刺双侧公孙、列缺、三阴交，留针 30 分钟，每 10 分钟行针 1 次，并艾灸关元穴 30 分钟，每天 1 次。于行经第一天加配点刺放血（取双侧次髎及 17 椎穴），隔日 1 次。每个月经周期连续治疗 14 天，连续治疗 3 个月经周期为 1 个疗程。

（3）灸法结合穴位注射：以温阳散结活血药物为主制成药饼，将药材研粉，用时做成直径 2cm，厚 0.5cm 的药饼，穴位为中极、关元和次髎、气海两组穴位，隔日交替，隔药饼灸 1 次，每次灸 3 壮，2 个月为 1 个疗程。穴位注射选次髎、足三里、地机、三阴交、丰隆，每次选用 2 个穴位，每个穴位注射复方丹参注射液 2mL，隔日交替选穴，每 2 个月为 1 个疗程。

（4）耳穴电针：选取耳穴子宫与皮质下或者神门与内分泌（均为双侧）作为主穴，随证选取肝、肾、交感穴中 1 ~ 2 穴作为配穴。消毒穴区皮肤，选取规格为 0.22mm×25mm 的一次性毫针垂直刺入穴区敏感点 2 ~ 5mm，使针身能稳定而不摇摆，进行捻转补泻。实证者施以泻法，虚实夹杂者用平补平泻，每穴行针30 秒；再连接电针仪，同侧子宫与皮质下或者神门与内分泌为一组电极，给予频率 50Hz 的连续波刺激，刺激强度为 0.5 ~ 0.8mA，每次留针 30 分钟；起针后，以消毒干棉签按压针孔 30 秒。隔日治疗 1 次，10 次为 1 个疗程，每个疗程自月经干净后次日开始，共治疗 3 个疗程（即 3 个月经周期）。

3. 疗法特点

（1）中医认为肾主生殖、肝主疏泄，肝肾功能失常会影响冲任，导致血瘀气滞，不通则痛。治疗以活血化瘀为基本，但由于治疗周期长，需要长期服药；活血化瘀类药物的不良反应是刺激胃肠道，也使患者无法长期坚持配合用药。而针灸可以避免这一不良反应，可有效改善痛经症状，且后续镇痛作用较为持续。

（2）列缺为八脉交会穴之一，与任脉相通，而任起胞中，故针列缺有调理子宫、气血，以及散诸阴经之寒邪的作用。公孙亦为八脉交会穴之一，与冲脉相通，冲脉为"十二经之海""血海"，冲脉也起源于胞宫，与血室相通，故针刺公孙可以调节全身气血，理气调血以止痛。三阴交是足太阴脾经、足少阴肾经、足厥阴肝经三经相交会之处，故可同时调理脾肝肾，是治疗妇科疾病的常用穴，临床上用来调气行血、理血调经。关元是足三阴经与任脉交会之处，灸关元不仅可起到局部治疗作用，使温通经络止痛的作用直达子宫，而且还有益肾壮阳、培元固精、通调冲任、理气逐寒的功效。次髎穴属足太阳膀胱，它对男女生殖泌尿系统疾患有效，具有理气止痛、化瘀调经的作用，所以三棱针点刺次髎穴放血可以祛除瘀血，也可以通过膀胱经与肾经的联系起到益肾、调理胞宫的作用。17 椎位在腰部、后正中线上，第5腰椎棘突之下，恰好位于督脉所循行的线路上，而督脉起于胞中，故三棱针点刺17椎穴放血可通过督脉与肾及胞宫间的联系，起到温肾阳、散寒邪、祛瘀血的作用。

（3）隔药饼灸结合穴位注射，既能调节全身的免疫、内分泌功能，又能温通气血、活血化瘀、调节盆腔血液。全身作用和局部作用相结合，温肾疏肝，活血化瘀，起到止痛、消除盆腔包块作用。

（4）耳穴电针可有效治疗子宫内膜异位症痛经，抑制血浆前列腺素 E_2 分泌，减轻盆腔局部炎性反应，以及升高血浆 6- 酮 - 前列腺素 $F_{1\alpha}$（6-Keto-PGF$_{1\alpha}$）水平，抑制血管及子宫平滑肌痉挛性收缩。

4. 注意事项

（1）针灸时避免患者处于过度疲劳、精神高度紧张、饥饿状态。

（2）针刺前需询问是否有怀孕可能，以免针刺腹部、腰骶部等穴位而引起子宫收缩，引起流产。

（3）有出血性疾病者不宜针刺。

（4）皮肤感染、溃疡、肿瘤等部位不予针刺。

（5）需针刺下腹部穴位者，需于针刺前排空膀胱。

（6）使用电针时，勿使患者感觉疼痛。

5. 临床应用

母丽杰观察针刺中脘、下脘、气海、关元、中极、外陵、水道、气穴、气旁、太溪、子宫等穴，辅以艾炷施灸，治疗子宫内膜异位症的临床疗效。收治42例子宫内膜异位症患者，均给予针法和灸法结合治疗，结果显效29例，好转10例，无效3例，总有效率为92.86%。结论：针法配合灸法治疗子宫内膜异位症临床疗效显著。

金亚蓓等将80例子宫内膜异位症（EMT）痛经患者随机分为耳电针组和体电针组以观察耳穴电针治疗 EMT 痛经的临床疗效。耳电针组刺激耳穴子宫、皮质下、神门、内分泌等，体电针组刺激体穴天枢、气海、关元、三阴交、地机、子宫等，共治疗3个疗程。结果：耳电针组痊愈2例，显效5例，有效30例，无效3例，总有效率为92.5%；体电针组痊愈1例，显效2例，有效31例，无效6例，总有效率为85.0%。两组总体疗效相当，两组痛经程度评分治疗后均比治疗前降低（$P<0.05$），治疗后第3次月经时，耳电针组评分低于体电针组。两组治疗后第3次月经时与治疗后第1次月经时比较，血浆PGE_2含量均下降明显，血浆$6-Keto-PGF_{1\alpha}$含量均升高明显；治疗后第3次月经时耳电针组与体电针组比较，血浆PGE_2含量较低，血浆$6-Keto-PGF_{1\alpha}$含量较高。结论：耳穴电针和体穴电针均可有效治疗EMT痛经，但耳穴电针比体穴电针具有更加持久的镇痛作用；抑制血浆PGE_2分泌，减轻局部盆腔炎性反应，以及升高血浆$6-Keto-PGFF_{1\alpha}$水平，抑制血管及子宫平滑肌痉挛性收缩，这有可能是耳穴电针和体穴电针治疗EMT痛经的作用机制之一。

曾睿等将80例患者随机分为温针灸治疗组和普通针刺对照组各40例，比较温针灸、普通针灸治疗子宫内膜异位症的临床疗效。取关元、中极、天枢、足三里、三阴交、太冲，普通针刺组不加温针灸。以15天为1个周期，停针2天，4个周期为1个疗程。结果：治疗组较对照组有效（$P<0.05$），治疗组在痛经、腰骶痛、肛门坠胀、月经不调、性交痛、不孕症等方面也明显优于对照组。结论：温针灸可有效治疗子宫内膜异位症。

陈广贤将85例子宫内膜异位症痛经受试者按照随机原则分为穴位埋线治疗组28例，温针灸对照组29例，醋酸戈舍瑞林对照组28例。治疗组予穴位埋线疗法治疗，月经前1周内取穴三阴交、肾俞、次髎；月经期后取穴血海、子宫、关元。温针灸对照组予温针灸治疗，取穴同穴位埋线组。醋酸戈舍瑞林对照组予皮下注射醋酸戈舍瑞林治疗。均在经前1周内开始治疗，共治疗3个月经周期。结果：穴位埋线疗法、温针灸疗法及促性腺激素释放激素激动剂疗法治疗子宫内膜异位症痛经都有确切的疗效，且在缓解痛经、降低血清CA125值及提高生活质量方面各具优势。

6. 贴敷治疗

（1）适应证：子宫内膜异位患者使用 GnRH-α 时潮热出汗者。

（2）操作方法：将知母、黄柏、生地、山药、山萸肉、泽泻、茯苓、牡丹皮、五味子、浮小麦研末，加醋调为糊状，在给予 GnRH-α 当晚贴敷于涌泉穴，每日睡前敷上，晨起除去，1 个月为 1 个疗程，连续治疗 4 个疗程。

（3）疗法特点：中医学认为肾藏精，肝藏血，女性一生经、孕、产、乳屡伤于血，处于"阴常不足，阳常有余"的状态，加上肝肾同源，精血同源，相互滋生。如肾阴不足，精亏不能化血水，水不涵木，导致水亏火旺，肝肾阴虚，肝失柔养，肝阳上亢，出现经断前后阵发性潮热出汗等症。而使用 GnRH-α 的副作用即伴有围绝经期种种症状，故治疗也从肾着手。涌泉穴为肾经井穴，其取穴方便，易于操作，为穴位贴敷疗法常用穴位。知柏地黄汤加减方具有滋阴补肾、清热安神、收敛止汗的作用，药对病机。临床研究证实，中药贴敷涌泉穴对子宫内膜异位患者使用 GnRH-α 时潮热出汗疗效显著。

（4）注意事项：①特殊体质患者及贴敷部位皮肤破损者不宜贴敷；②贴药后不要过分活动，以免药物移动、脱落。

（5）临床应用

许彩风等用消癥暖宫方（小茴香、肉桂、透骨草、丹参、三棱、莪术、乳香、没药、红藤、败酱草）保留灌肠联合温经通络散（桂枝、小茴香、吴茱萸、透骨草、赤芍、丹参、乳香、没药、红藤、皂角刺、桃仁、红花、生大黄、白芥子）贴敷治疗子宫内膜异位症患者 42 例，连续治疗 3 个月经周期，分别观察患者治疗前后临床症状、前列腺素 -8（IL-8）水平变化情况。结果：临床症状评分、IL-8 较治疗前明显降低，有统计学意义；痛经程度明显减轻。结论：消癥暖宫方保留灌肠联合温经通络散贴敷，可缓解子宫内膜异位症患者的临床症状，降低 IL-8 水平，改善盆腔炎症环境。

　　裴张利等观察知柏地黄丸加减：知母、黄柏、生地、山药、山萸肉、泽泻、茯苓、牡丹皮、五味子、浮小麦贴敷涌泉穴对120例子宫内膜异位患者使用 GnRH-α 时潮热出汗的影响。收集120例确诊为Ⅲ～Ⅳ期子宫内膜异位症患者，随机分为治疗组和对照组。两组于术后第3天给予 GnRH-α（戈舍瑞林）3.6mg/28 天，共4次；治疗组于给予 GnRH-α 当晚使用中药贴敷涌泉穴，1个月为1个疗程，连续4个疗程。结果：治疗组患者在使用 GnRH-α 时潮热出汗的副反应少于对照组，差异有统计学意义（$P<0.05$）。结论：中药贴敷涌泉穴能明显减少子宫内膜异位患者使用 GnRH-α 时潮热出汗的副反应。

参考文献

　　[1] 汤艳秋，徐佳一 . "异位二号方" 灌肠治疗子宫内膜异位症 40 例临床研究 [J] . 江苏中医药，2014，46（7）：34-35.

　　[2] 屈育莉，刘艳巧，党慧敏，等 . 内异消保留灌肠治疗子宫内膜异位症的临床疗效观察 [J] . 西安交通大学学报（医学版），2013，34（3）：397-402.

　　[3] 周亚红，毛利云，温丽娜 . 中药保留灌肠治疗子宫内膜异位症的临床研究 [J] . 南京中医药大学学报，2014，30（6）：516-519.

　　[4] 母丽杰 . 针灸治疗子宫内膜异位症 42 例疗效观察 [J] . 中医中药，2012，19（12）：80-82.

　　[5] 金亚蓓，孙占玲，金慧芳 . 耳穴电针治疗子宫内膜异位症痛经的随机对照研究 [J] . 针刺研究，2009，34（3）：188-192.

　　[6] 曾睿，洪文 . 温针灸治疗子宫内膜异位症 40 例 [J] . 中医药学报，2010，25（147）：342-343.

　　[7] 陈广贤 . 穴位埋线疗法治疗子宫内膜异位症痛经疗效观察研究 [D] . 广

州中医药大学，2014.

［8］许彩凤，张翌蕾，奎靖，等.中药灌肠联合贴敷治疗子宫内膜异位症42例［J］.西部中医药，2016，29（6）：114-115.

［9］裘张利，陈晓洁，韩淼.中药贴敷涌泉穴对子宫内膜异位患者使用GnRH-α 对潮热出汗的影响［J］.上海针灸杂志，2015，34（12）：1157-1158.

（李 婧 于红娟）

第二节　不孕症

不孕症是指凡婚后未避孕、有正常性生活至少一年而未获得临床妊娠。其中，从未有过妊娠史者称为原发性不孕，有过妊娠史者称继发性不孕。近年来由于工作竞争压力增大、社会环境恶化等因素，不孕症的患病率不断上升。随着女性承担着越来越多的社会责任，近年来女性不孕症的发病率更是明显上升，有数据显示，女性不孕症占育龄妇女的 10% ~ 25%。另一方面，年龄也是非常重要的因素，随着我国妇女结婚年龄和生育年龄的逐渐后移，生殖问题也日益凸显。在不孕夫妇中，女方因素占 40% ~ 55%，男方因素占 25% ~ 40%，双方共同因素占 20% ~ 30%，不明原因的约占 10%。造成女性不孕的原因有很多，主要因素包括卵巢因素、子宫因素、输卵管因素、外阴阴道因素、免疫性因素等。其中最常见的因素为输卵管阻塞性不孕和排卵障碍性不孕，二者占到女性不孕症的80%，严重影响女性的身心健康，影响家庭关系。不孕症西医治疗包括药物诱排卵、输卵管疏通术、人工授精及体外受精 – 胚胎移植等技术手段。

女性不孕症可无明显症状，也可根据不同病因表现为月经异常、盆腔痛等。体征方面需注意检查生殖器和第二性征发育情况，注意身高体重、生长发育，有无多毛、溢乳，有无下腹部压痛、包块等。

不孕症的预后与患者的年龄、发育、导致不孕的原因、病程长短等密切相关。年轻、发育正常、功能性不孕、病程较短，预后好；反之，预后较差。

近年来，随着中医学的不断发展，中医在治疗不孕不育方面取得了一定的成绩。传统中医学书籍中对该病的描述可散见于"月经不调""闭经""不孕症"等篇章中。不孕病名最早见于三千多年前的《周易》，记载"妇三岁不孕""妇孕不育"等相关内容。《山海经》称不孕为"无子"，《千金方》称原发性不孕为"全不产"、继发性不孕为"断绪"。中医认为肾虚、肝气郁结、瘀滞胞宫、痰湿内阻、外邪侵袭均可引起不孕症。不孕症的治疗重点在于温养肾气，填精益血，调理冲任、胞宫气血，使经调病除，则胎孕可成。不孕症的治疗重点是辨证论治，调经种子。或补肾调肝，或养血化痰等。外治法应用重在多法综合应用，并宜持之以恒，尤其是经治不效的疾病，更应如此。常用的中医外治方法有灌肠法、熏蒸法及针刺、针刺加理疗、针刺加灸法等治疗。

一、灌肠疗法

1. 适应证 肾虚兼湿热瘀阻型盆腔炎性不孕、输卵管阻塞性不孕症。

2. 操作方法

（1）处方

方一：忍冬藤 30g，制乳香、没药、桂枝、路路通、寻骨风、透骨草、皂角刺各 15g。

方二：白头翁 15g，川连 3g，黄柏 10g，露蜂房 30g，三棱 10g，白芷 10g，乌药 5g，夏枯草 15g，苦参 15g，王不留行 10g。

（2）方法：将中药煎汁 80 ~ 100mL，放置到 40℃，每晚睡前左侧卧位保留灌肠，每次保留 2 个小时以上。从月经干净后第 3 天开始用药，连续用 10 ~ 20 天，经期停用，以 3 个月经周期为 1 个疗程。

3. 疗法特点 中药煎剂保留灌肠可以避免口服中药的苦味和对胃黏膜的刺激，直接通过直肠黏膜吸收，避免了肝脏的首过效应，提高了血药浓度，且减轻对肝脏的损伤。灌肠方中以清热通络、行气活血、消肿排脓诸药合用，可祛瘀止痛。清热解毒中药能抑制炎性渗出，加速炎症消退，从而促进输卵管黏膜的修复、纤毛的再生，活血化瘀中药能使病灶局部的微循环得以有效改善，输卵管上皮纤毛功能得以加强，盆腔粘连得以松解，从而加速纤维瘢痕组织的松解和修复，且能有效抑制炎症渗出，同时消散渗出液，使输卵管扩张，促进输卵管的复通。

4. 注意事项

（1）控制药物温度，过高会损伤肠黏膜，温度过低会引起腹痛，影响疗效。

（2）灌肠器具保持清洁卫生，尽量使用一次性灌肠器具。

（3）为防止损伤肠黏膜以及更容易插管，插入肛门的软管前段要涂上润滑剂，如医用凡士林或液体石蜡。

（4）月经期禁用。

5. 临床应用

昆山市中医院郑氏妇科自拟白头翁汤。方中白头翁清热解毒，川连、黄柏清热燥湿解毒，三棱破瘀行滞，王不留行活血消肿，白芷消肿排脓，夏枯草清热散结，苦参清热燥湿，乌药行气止痛，蜂房攻毒杀虫止痛，诸药共奏清热解毒、散结消肿、化瘀通脉、活血止痛之效。研究发现，该方灌肠配合中药口服调周治疗不仅可以提高盆腔炎性不孕症的妊娠率，还可明显改善患者临床症状及月经情况。

王玉玲用化瘀通管促孕汤：延胡索、乳香、没药、当归、川芎、肉桂、赤芍、蒲黄、五灵脂、小茴香、干姜各15g，黄芪、党参、白术、山药各30g保留灌肠加离子导入治疗输卵管阻塞性不孕症患者100例为治疗组；对照组予少府逐瘀汤：延胡索、乳香、没药、当归、川芎、肉桂、赤芍、蒲黄、五灵脂、小茴香、干姜各15g保留灌肠和离子导入。比较治疗效果，化瘀通管促孕汤保留灌肠加离子导入治疗输卵管阻塞性不孕症较传统的少府逐瘀汤保留灌肠加离子导入疗效明显（$P<0.05$），治愈率高。

温泰芳等观察中药保留灌肠：红藤、败酱草、蛇舌草、蒲公英各30g，三棱、莪术各15g，丹参、桃仁各10g治疗慢性盆腔炎性不孕症的临床效果。随机分为观察组（186例）和对照组（181例），对照组行常规治疗和护理，观察组在对照组基础上采用上方中药保留灌肠。结果1年后观察组宫内复孕率（56.45%）显著高于对照组（37.02%），所以中药保留灌肠治疗慢性盆腔炎性不孕症疗效显著。

二、熏蒸疗法

1. 适应证 不同证型不孕症。

2. 操作方法（《中华药浴全书》）

（1）胞宫虚寒、经脉瘀阻所致不孕症组方：白芷、五灵脂、青盐各 6g，麝香 0.3g。

（2）继发性闭经、排卵不畅所致不孕症组方：泽兰、当归、红花、赤芍、丹参、香附、茺蔚子各 10g。

（3）宫寒不孕症组方：大附子、大茴香、小茴香、公丁香、母丁香、木香、升麻、五味子、甘遂各 3g，沉香、麝香各 0.5g，艾叶 5g。

将药材加水煮 30 分钟，趁热熏洗腹部，待水温适宜再进行全身泡浴，每日 1 次，避开经期，以 3 个月经周期为 1 个疗程。

3. 疗法特点 中药熏蒸治疗主要是通过物理温热和活血通络中药吸收的双重作用，人体在熏蒸的作用下，毛孔开放，促进血液及淋巴液循环，加强细胞吞噬功能，新陈代谢加快，细胞氧化过程加速和肌张力降低，从而起到温经散寒、活血化瘀、调经止痛、松解粘连等作用。

4. 注意事项

（1）某些患者在药浴过程中，可能发生头晕等不适，应当停止，卧床休息。

（2）冬季熏蒸后，走出室外时应注意保暖。

（3）治疗时间不宜过长，以半小时为宜。

5. 临床应用

何立萍等以超短波配合中药熏蒸治疗输卵管不畅之不孕患者，治疗组以超短波疗法加中药熏蒸，对照组未做中药熏蒸。治疗组受孕率 82.35%，高于对照组，$P<0.01$。

三、穴位治疗

（一）针刺疗法

1. 适应证 不同类型的不孕症。

2. 操作方法

主穴：子宫、三阴交、中极、关元、子复、归来；配穴：太冲、行间、然谷、足三里、血海、八髎。

随证配穴：①卵泡发育不良，选地机、脾俞；②黄体功能不健，选地机、脾俞、内分泌、皮质下；③输卵管阻塞，选关元、肝俞、神门、行间；④免疫因素，选足三里、曲池。

主穴为主，加上 2 ~ 4 个配穴，并根据临床证型分类再酌取针对性穴位。用 1 ~ 3 寸的毫针捻转进针，以得气为度，每周 2 ~ 3 次，留针约 30 分钟，治疗 8 ~ 10 次后休息 1 周，为 1 个治疗周期。（图 6-2）

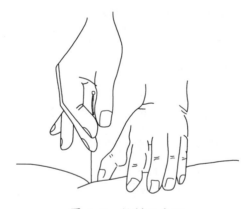

图 6-2 针刺示意图

3. 疗法特点 中极调和冲任，三阴交通气行瘀，加上子宫穴，可行气血、通胞宫，且可补肝肾、调任脉，使月经按时而下以增加受孕的机会；归来行血祛瘀，佐三阴交调和足三阴经的经气，兼补脾益血，旺盛则血行，故能消除瘀阻而能怀孕。关元配三阴交理冲任，培胃气；调理肝、脾、肾三脏之功能，故可健脾益肝补肾。肾俞补肾，气海、关元调补冲任，子宫、归来、八髎直接疏通胞络之气血，调理下焦之气机，从而胞宫气血充足，易于受孕。关元、归来、三阴交、中极、足三里治疗排卵功能障碍，使卵泡生长发育，促使排卵，使基础体温上升。三阴交、血海、肝俞、足三里、脾俞通肝气，治输卵管阻塞所致不孕，而关元、子复、归来、子宫穴治输卵管炎症所致的不孕症，中极、子宫、三阴交对免疫因素不孕症有疗效。耳穴之神门、内分泌、皮质下能宁心敛精，同时调节内分泌功能紊乱。

4. 注意事项

（1）针刺时，应避免患者处于过度疲劳、精神高度紧张、饥饿状态。

（2）针刺前需询问是否有怀孕可能，以免引起流产。

（3）有出血性疾病者，不宜针刺。

（4）皮肤感染、溃疡、肿瘤等部位不予针刺。

（5）针刺下腹部穴位者，需于针刺前排空膀胱。

5. 临床应用

张红等运用针刺法治疗排卵障碍患者，主穴取中极、关元、三阴交、肾俞，35 例病例中 B 超示 31 例排卵，有效率达 88.6%。

（二）针刺配合艾灸

1. 适应证 多囊卵巢综合征排卵障碍证属肾虚痰阻，症见月经异常、精力不足、形体肥胖者。

2. 操作方法 主穴取中极、关元、子宫（双侧）、肾俞（双侧）、三阴交（双侧）、丰隆（双侧）。经间期运用此法，常规消毒穴位后直刺进针，采用平补平泻法；腹部穴位应先排尽小便，再针刺；在针刺穴位得气后，关元、三阴交加灸，每次操作 30 分钟，每日 1 次，连续 3 天，之后观察 7 ~ 10 天。若基础体温仍未升，下一周期继续治疗，以 3 个月经周期为 1 个疗程。

3. 疗法特点　中医经络理论认为月经不调、不孕症的病因与肾、肝、脾三经及冲任二脉的关系密切。故治疗本病在经间期配合针灸，多取以上经脉的穴位为主。关元、中极为任脉穴，子宫为经外奇穴，三阴交是足肝脾肾三经交会穴，肾俞是肾之背俞穴，丰隆是祛痰湿要穴。诸穴相配，可起到治肝肾、调冲任、祛痰湿的目的。针灸通过补肾、健脾祛痰湿及疏肝和调冲任促排卵的方法，对下丘脑 - 垂体 - 卵巢轴产生良性调控作用，从而改善患者排卵功能，促进受孕。有研究表明，该法可明显提高患者的排卵率、妊娠率。

4. 注意事项

（1）针灸时，避免患者处于过度疲劳、精神高度紧张、饥饿状态。

（2）针刺前需询问是否有怀孕可能，以免引起流产。

（3）有出血性疾病者不宜针刺。

（4）皮肤感染、溃疡、肿瘤等部位不予针刺。

（5）针刺下腹部穴位者，需于针刺前排空膀胱。

（6）艾灸时，注意避免烫伤皮肤。

5. 临床应用

宋丰军等研究针灸（神阙、中极、关元、子宫、足三里、三阴交；艾条悬灸神阙、三阴交）治疗排卵障碍性不孕症 60 例，经治疗 3 个月经周期后发现针灸和口服克罗米芬排卵可达相同的排卵效果，但针灸治疗受孕率优于口服药物者，流产率低于口服药物者。

（三）针灸配合理疗

1. 适应证　多囊卵巢综合征（PCOS）所致不孕症证属肾虚血瘀，症见月经异常、夹有血块、块下痛减、精力不足等。

2. 操作方法　针灸取穴：关元、中极、子宫（双侧）、三阴交（双侧）。针刺治疗前排空膀胱，仰卧位。关元：向下斜刺，深 1 ~ 1.5 寸，施提插捻转补法，使针感传至会阴；三阴交：针尖向上斜刺 0.5 ~ 1.0 寸，施提插捻转平补平泻法，使针感传至会阴；中极：向曲骨方向斜刺，针深 1 ~ 1.5 寸，施捻转泻法，使针感传至会阴；子宫：向下斜刺，深 1.5 ~ 2 寸，施提插捻转补法，使针感传至会阴。促排卵周期，监测有成熟卵泡，予注射用人绒毛膜促性腺激素，立即行针灸联合腔内理疗，连续两日，共 2 次。腔内理疗采用盆腔治疗仪，将电极加热棒消毒后放入阴道，深度到阴道后穹隆，治疗 30 分钟。

3. 疗法特点 针灸理疗治疗肾虚血瘀型 PCOS 不孕症患者可通过提高子宫内膜容受性取得较好的疗效，可能与改善子宫内膜血流和提高子宫内膜整合素 β_3 的表达有关。

4. 注意事项

（1）针灸时，避免患者处于过度疲劳、精神高度紧张、饥饿状态。

（2）针刺前需问询是否有怀孕可能，以免针刺引起流产。

（3）有出血性疾病者不宜针刺。

（4）皮肤感染、溃疡、肿瘤等部位不宜针刺。

（5）需针刺下腹部穴位者，需于针刺前排空膀胱。

（6）使用电针时，勿使患者感觉疼痛。

5. 临床应用

林树煐等将 180 例 PCOS 不孕症患者随机分为对照组、针灸理疗组（针灸穴位选取三阴交双侧、子宫双侧、关元及中极）和常规理疗组，每组各 60 例，分别采取药物促进排卵、针灸理疗及单纯理疗进行治疗。治疗后，对照组的平均子宫内膜厚度为（0.82±0.26）cm，常规理疗组为（0.89±0.31）cm，而针灸理疗组则为（1.03±0.28）cm，明显高于对照组。针灸理疗组、常规理疗组血流阻力、孕酮改善黏度均优于对照组，故采用针灸理疗法对 PCOS 不孕症患者进行治疗，可以有效改善患者内分泌水平，增加患者子宫内膜厚度，降低子宫内膜血流阻力，对改善子宫内膜容受性具有积极意义。

四、贴敷疗法

1. 适应证 继发不孕输卵管再通术后预防再次粘连和促进怀孕。

2. 操作方法 当归 15g，赤芍 15g，丹参 15g，穿山甲 15g，路路通 15g，三棱 15g，莪术 15g，皂角刺 15g，川芎 10g，桃仁 10g，香附 10g，土鳖虫 10g，红藤 12g。按照传统中药制剂工艺，将上述中药炼膏后摊涂于纯棉树脂布上。月经干净 3 天后开始贴神阙穴，每 2 天更换 1 次，经期停用，每月连用 14 天为 1 个疗程。

3. 疗法特点 输卵管阻塞多由炎症引起，因情志所伤，或经期、产后感受热毒或湿浊之邪，或人工流产、刮宫等宫腔内手术损伤，均可使瘀血阻滞，气血运行不畅，胞脉闭阻造成不孕，临床表现以瘀为主，治疗上首选活血化瘀之品。中药方中当归、川芎、赤芍、桃仁、丹参等药以理气活血化瘀；穿山甲、路路通、三棱、莪术等以活血破瘀，软坚散结。活血化瘀中药能改善盆腔局部的微循环和组织营养，调节合成代谢，促进炎症物质的消散吸收，松解瘢痕粘连，使输卵管复通；同时促进管腔黏膜上皮的修复与再生，提高输卵管运送精子、卵子及受精卵的功能。神阙穴位于脐中，为任、督、冲脉交会处，与全身经脉联系密切。其表皮角质层最薄，屏障功能弱，药物宜弥散吸收，利用其独有的解剖特征和穴位功效，加上经络传导和皮肤渗透吸收的双重作用，药效可直达病所。

4. 注意事项

（1）特殊体质患者及贴敷部位皮肤破损者不宜使用本法。

（2）贴药后，不宜过分活动，以免药物移动、脱落。

（3）注意贴敷物的温度，避免因膏药过凉而粘贴不牢，或因过热而烫伤皮肤。

5. 临床应用

刘琨等根据患者的不同主症，选取胃经、督脉、膀胱经腧穴，敷贴验方消化膏：炒干姜 30g，草红花 24g，肉桂 15g，白芥子 18g，麻黄 21g，胆南星 18g，生半夏21g，生附子21g，红娘子3g，红芽大戟3g，香油5斤。治疗301例盆腔炎后遗症患者，有效率为93.68%，其中11例原发性不孕患者有4例怀孕。同时，还发现盆腔炎患者治疗前后的血液流变学（红细胞电泳时间、血浆黏度值）和吞噬细胞吞噬率差异具有统计学意义（$P<0.05$），说明穴位敷贴起到了活血化瘀和提高免疫力的作用。

孙玉国采用脐疗配合中药温补肾阳以治疗排卵障碍性不孕症。敷脐药物主要由五灵脂、乌药、白芷、川椒、吴茱萸、紫石英、川芎、仙茅、巴戟天、冰片等组成，中药汤剂采用石英毓麟汤加减。观察123例，怀孕64例，有效42例，无效17例，可见中药穴位敷贴对治疗不孕症确有疗效。

参考文献

［1］翁时秋，李娟.白头翁汤保留灌肠治疗输卵管阻塞性不孕症30例临床观察［J］.江苏中医药，2013（12）：42-43.

［2］王玉玲.化瘀通管促孕汤保留灌肠加离子导入治疗输卵管阻塞性不孕症分析［J］.中国医药科学，2015，5（10）：62-64.

［3］闻泰芳，李晓红，陈静.中药保留灌肠治疗慢性盆腔炎性不孕症的疗效观察及护理［J］.护理实践与研究.2009，6（11）：91-92.

［4］徐俊霞，中华药浴全书［M］.北京：金盾出版社，2013.

［5］何立萍，李建禧，努尔孜亚·沙布尔.超短波并电脑中频配合中药熏蒸治疗不孕症疗效分析［J］.新疆医学，2008（18）：44-45.

［6］张红，陈蓉蓉，董若琳，等.针刺补气法促排卵35例观察［J］.浙江中药杂志，2004（6）：257.

［7］宋丰军，郑士立，马大正.针灸治疗排卵障碍性不孕症临床观察［J］.

中国针灸，2008，28（1）：21-23.

　　[8]林树煌，邹小玲，张美玲，等.针灸理疗对PCOS不孕症患者子宫内膜容受性的影响研究[J].湖南中医杂志，2015，31（5）：84-86.

　　[9]刘琨，白云瑞，王唤民，等.消化膏穴位敷贴治疗慢性盆腔炎301例[J].上海中医药杂志，1987（3）：2-4.

　　[10]孙玉国.脐疗配合中药治疗排卵障碍性不孕症123例疗效观察[A].中华中医药学会第六次民间医药学术年会暨首批民间特色诊疗项目交流会论文集，2013.

（李　婧　陆　勤）

第三节　盆腔炎

盆腔炎症性疾病是指女性内生殖器官及其周围结缔组织、盆腔腹膜发生的炎症。盆腔炎有急性盆腔炎和盆腔炎性后遗症之分。西医统称为"盆腔炎"，主要有子宫内膜炎、输卵管炎、输卵管卵巢炎、输卵管卵巢脓肿或囊肿、盆腔腹膜炎等。

急性盆腔炎多由宫腔内手术操作后感染、卫生不良、不洁性交致病原体入侵而引发，亦可因邻近器官炎症直接蔓延。发病时下腹痛伴发热，病情严重可有寒战、高热、头痛、食欲不振等全身不适。若形成脓肿，可有下腹包块及局部压迫刺激症状。患者呈急性病容，体温升高，心率加快，腹胀，下腹压痛、反跳痛及肌紧张，肠鸣音减弱或消失。盆腔检查：阴道可能充血，并有大量脓性分泌物。将宫颈表面的分泌物拭净，可见脓性分泌物从宫颈口外流；宫颈充血、水肿、举痛明显；宫体稍大，有压痛，活动受限；子宫两侧压痛明显。

盆腔炎性后遗症多因急性盆腔炎未得到彻底治疗，病程迁延而发生，或由下生殖道的性传播疾病感染及病原体感染进而引发。发病时，下腹部坠胀、疼痛及腰骶部酸痛。常在劳累、长时间站立、性交后及月经前后加剧，可伴有低热起伏、带下增多、月经紊乱、痛经、经量过多、肛门坠胀、异位妊娠和不孕等。盆腔检查：子宫多后倾、活动受限、粘连固定，可伴有输卵管增粗压痛、子宫旁片状增厚压痛等。

若失治或误治，急性盆腔炎可引起并发展为弥漫性腹膜炎、败血症、脓毒血症、感染性休克甚至死亡，缠绵不愈可成盆腔炎性后遗症，日久可导致月经不调、慢性盆腔痛、不孕或异位妊娠，或盆腔炎性疾病反复发作。

西医治疗采用抗生素，必要时采取手术治疗，长期使用抗生素易产生耐药性，并且对肝肾功能有一定影响，而手术治疗损失大，不易被患者接受。

中医急性盆腔炎分为热毒炽盛证及湿热瘀结证，治以清热解毒为主，祛湿化瘀为辅。盆腔炎性后遗症多因正气未复，余邪未尽，风寒湿热、虫毒之邪乘虚内侵，致气机不畅，瘀血阻滞，蕴结于胞宫、胞脉。常分为湿热瘀结证、气滞血瘀证、寒湿凝滞证、气虚血瘀证和肾虚血瘀证。治法以活血化瘀为主，察病因与证候，或清热利湿，或散寒除湿，或行气化瘀，或温肾化瘀。外治法可通过药物或非药物作用于直肠、皮肤、经络穴位，促进炎症的吸收与消退。常用方法有灌肠、外敷、穴位注射、针灸等疗法。

一、灌肠疗法

1. 适应证　盆腔炎性后遗症湿热瘀结证。

2. 操作方法　选用妇炎净方（南京市妇幼保健院经验方）：红藤，败酱草各30g，丹参15g，生蒲黄、泽泻、三棱、莪术、桃仁、制香附、地鳖虫、延胡索、川楝子各10g。上药浓煎至200mL，待药温降至39～41℃，倒入一次性灌肠器，连接输液器，排出气体，连接一次性肛管，末端涂上少量润滑油，缓慢从肛门插入直肠10～15cm，将药液缓慢滴入。每天1次，7天为1个疗程。若症状减轻，可继续第2个疗程，连用3个疗程。

3. 疗法特点　保留灌肠疗法通过药物经直肠黏膜吸收起到活血化瘀、清热利湿之功效，药物直接作用于盆腔局部。局部药物浓度高，由相应器官及其周围静脉丛直接进入下腔静脉，能迅速消除炎症，促使粘连的结缔组织软化，消除局部充血水肿，达到消炎、消包块的目的。

4. 注意事项

（1）要严格遵循操作规范，把握药液温度、灌肠体位、导管插入深度及中药保留时间。

（2）操作应避开经期，嘱患者排空大小便以延长药物在体内的保留时间。操作结束后垫高臀部，卧床休息1小时。

（3）灌肠中应注意观察患者的反应，如患者出现便意，腹胀应减慢滴入速度并降低灌肠器的高度。

（4）室温要适宜，注意患者身体暴露部位保暖。

5. 临床应用

妇炎净方为南京市妇幼保健院中医科经验方，其合剂口服用于治疗慢性盆腔炎及炎性包块。临床应用 30 余年，疗效显著。近年来，将本方用于中药保留灌肠亦获明显效果。

徐加香将红藤汤灌肠组和对照组（静滴氨苄青霉素及甲硝唑）比较。两组临床疗效比较结果：治疗组的总有效率达 96%；对照组为 78%，治疗组优于对照组，两组比较有统计学意义。结论：红藤汤中药保留灌肠治疗慢性盆腔炎效果高于单一应用抗生素治疗患者的效果。

戴玲玲等用中药灌肠治疗盆腔炎，观察治疗前后体征变化结果：治疗后 86 例患者总有效率为 94.2%，治疗前患者的体征评分为（83.4±2.3）分，治疗后患者的体征评分为（94.1±1.6）分，治疗前后比较 $P<0.05$。结论：中药灌肠治疗盆腔炎，治疗效果明显，能有效改善患者的体征。

朱娇芳等采用红藤灌肠液保留灌肠治疗盆腔炎性疾病后遗症湿热瘀结型，观察治疗前后临床症状、体征积分及疗效。结果：治疗 1 个疗程、2 个疗程后，临床症状、体征积分较治疗前均有显著改善（$P<0.05$，$P<0.01$）；总有效率：治疗 1 个疗程为 86%，治疗 2 个疗程为 100%。结论：红藤灌肠液保留灌肠治疗盆腔炎有明显疗效。

高玉娟观察盆炎汤保留灌肠治疗慢性盆腔炎血清 SOD 含量变化。治疗组予以盆炎汤保留灌肠，对照组予以妇科千金胶囊。结果：总有效率、愈显率治疗组显著高于对照组（$P<0.01$），血清 SOD 含量治疗组与对照组比较升高更明显（$P<0.05$）。结论：盆炎汤可升高患者血清 SOD 含量，从而起到抗菌消炎的作用。

二、热敷疗法

1. 适应证 盆腔炎性后遗症及炎性包块。

2. 操作方法 处方：红藤 15g，败酱草 15g，牡丹皮 6g，丹参 15g，桃仁 6g，薏苡仁 15g，香附 15g，延胡索 15g，蒲黄 15g，六神曲 6g。盆腔包块者，可加三棱 15g，莪术 15g。将中药饮片放入自制纱布袋内，把袋口缝好后放锅内隔水蒸 30 分钟，趁热敷于下腹；因刚蒸好温度过高，患处可垫一条干毛巾，待冷后取出。每天临睡前使用，用后将药袋冷藏，1 剂可用 7 天。月经来潮期间停用，连续用 14 天。

3. 疗法特点 由于女性生殖器官血管丰富，盆腔器官相邻血管壁薄，局部热敷能使药物直接浸润渗透到子宫周围，直达病灶，作用迅速。且不经过肝脏，由子宫及其周围静脉丛直接进入下腔静脉，药物直接作用于盆腔部位，加快整个盆腔血液循环，改善盆腔组织营养状况，提高新陈代谢，减少炎症渗出和促进炎性渗出的吸收，利于抑制结缔组织增生，能有效消散盆腔炎性包块，且解决了口服药的诸多不便及对胃肠道的不良刺激。

4. 注意事项

（1）治疗期间忌食寒冷，局部湿疹、皮损、瘢痕应避开。把握好温度，以免烫伤皮肤。

（2）月经期间停用，孕期禁用。

（3）对一些特殊病人，如患有严重高血压、心脏病者，要密切注意其敷药后的反应。如有不适反应，及时中止治疗，并采取相应的处理措施。

5. 临床应用

李晓琴将患有盆腔炎性包块的患者随机分为两组，每组各 42 例。对照组给予静滴抗生素（头孢呋辛钠、奥硝唑），口服活血止痛胶囊治疗。观察组在对照组的基础上，给予自拟消癥散结散中药热罨包外敷下腹部治疗。结果：观察组治疗盆腔炎性包块疗效明显，总有效率 95.24%。对照组总有效率 76.19%。两组比较，有显著性差异（*P*<0.05）。结论：自拟消癥散结散中药热罨包外敷辅助治疗盆腔炎性包块，不仅疗效明显提高，而且缩短了疗程，减轻了患者的痛苦。

冯伟华等用活血化瘀、祛瘀止痛中药外敷治疗急慢性盆腔炎，随机分为治疗组和对照组。治疗组中急性盆腔炎中药外敷加抗生素（奥硝唑）静滴，慢性盆腔炎单纯采用中药外敷；对照组单纯应用抗生素（奥硝唑）静脉滴入。结果：急性盆腔炎和慢性盆腔炎的治疗组疗效均优于对照组，差异有统计学意义。结论：活血化瘀、祛瘀止痛中药外敷治疗急慢性盆腔炎，治愈率高。

曹宠华等用中药二藤方外敷联合奥硝唑片口服治疗慢性盆腔炎53例，对照组口服奥硝唑片，治疗组在对照组的基础上加用中药二藤方外敷下腹部。结果：治疗组治愈率及总有效率明显高于对照组，经统计学分析，差异显著，有统计学意义（*P*<0.05）。结论：中药二藤方外敷联合治疗慢性盆腔炎具有良好的临床应用价值。

叶妮等对湿热型慢性盆腔炎患者120例进行研究，对照组静滴左氧氟沙星及甲硝唑，治疗组在对照组治疗的同时用红藤方经腹热敷。结果：治疗组在降低症状积分、改善B超情况、降低血浆黏度、改善阴道清洁度等方面优于对照组，差异存在统计学意义（*P*<0.05）。结论：经腹热敷红藤方治疗湿热型慢性盆腔炎有效。

三、穴位注射疗法

1. 适应证　盆腔炎症性疾病各证。

2. 操作方法

（1）取穴：关元、中极、子宫、肾俞（双侧）、次髎、下髎、足三里（双侧）、或三阴交（双侧）。

（2）取2～4个穴位，于穴位皮肤常规消毒后直刺进入，上下抽插至患者局部酸胀，回抽无回血后推入药液，每穴2.5mL，隔日1次，5次为1个疗程。

以丹参注射液 10mL 配合生理盐水 10mL 混合均匀后，平均注入关元、中极、双侧维胞、子宫或双侧肾俞、次髎、下髎等穴。炎症明显伴带下色黄或有异味时，用鱼腥草注射液 10mL 代替丹参注射液 10mL，以维生素 B_1 注射液 100mL、维生素 B_{12} 注射液 0.5mL 加生理盐水 3mL，分别注入双侧足三里或三阴交，选用 5 号齿科针头，每日 1 次，10 次为 1 个疗程，月经期间停止治疗，两疗程间休息 3～5 天，连续治疗 3 个疗程后评定疗效。（图 6-3）

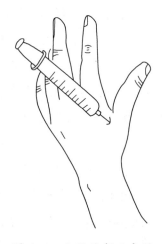

图 6-3　穴位注射示意图

3. 疗法特点　本法使药物沿经脉系统直达病所，更能发挥穴位和药物的双重治疗作用。穴位注射后，药物在穴位处存留的时间较长，可增强与延续穴位的治疗效果，并使之沿经络循行以疏通经气，直达相应的病变组织器官，充分发挥穴位和药物共同治疗作用。其具有作用时间快、起效快、不易复发的特点。

4. 注意事项

（1）严格执行无菌操作，防止感染。注意药物性能，对存在过敏反应的药物只有经过皮试才可以使用。

（2）要熟练掌握穴位的部位，注入的深度，每穴注入的药量。

（3）药物不可注入血管内。

5. 临床应用

姜守信以丹参注射液穴位注射方法治疗女性慢性盆腔炎 86 例，并以电针疗法治疗 86 例作为对照组，3 个疗程后进行疗效观察。结果：穴位注射疗法有效率及痊愈率明显高于对照组。结论：穴位注射疗法能有效治疗妇女慢性盆腔炎，并能很好地控制其发作与发展。

尹金芬随机选择急、慢性盆腔炎患者 68 例，治疗组 32 例采用穴位注射药物，对照组 36 例采用肛门塞用盆炎清栓剂，两组同时静脉滴注相同类的抗生素。结果：治疗组有效率为 90.6%，对照组有效率为 75.0%，两组治疗有效率比较，差异有统计学意义（$P<0.05$），治疗组疗效明显优于对照组。结论：穴位注射药物联合静脉滴注抗生素治疗急、慢性盆腔炎能够明显提高临床疗效。

李涛等选取 200 例盆腔炎患者，随机分为试验组和对照组，每组 100 例。试验组口服中药汤剂妇盆康联合次髎穴位注射痰热清，对照组头孢＋替硝唑静脉点滴。结果：比较治疗后 6 个月、1 年、2 年后的差异均有统计学意义（$P<0.05$），试验组症状出现率少于对照组，疗效优于对照组。结论：穴位注射痰热清治疗女性盆腔炎的治愈率高，复发率低，远期疗效巩固。

四、针刺疗法

1. 适应证 盆腔炎症性疾病各证，下腹坠胀疼痛或腰骶部胀痛，白带增多，低热，疲乏，月经不调或不孕。

2. 操作方法

（1）毫针法：主穴取中极、子宫、血海、三阴交、天枢、关元。湿热瘀结证者加用水道、阴陵泉；气滞血瘀证者加用合谷、太冲；寒湿凝滞证者加用合谷、地机；气虚血瘀证者加用气海、足三里。嘱患者排尿后仰卧位，所取穴位常规消毒，依针刺穴位采用单手进针法或持针进针法直刺；进针得气后，主穴用平补平泻法，配穴按捻转虚补实泻法操作，留针 30 分钟，每日 1 次，15 次为 1 个疗程。

（2）温针法：主穴取气海、关元、中极、子宫穴及少腹部、腰骶部阿是穴。腰部取穴肾俞、命门、次髎，四肢取穴三阴交、血海、太溪、阴陵泉。对患者穴位及周围部位进行常规消毒，选取合适规格毫针刺入穴位，得气后用补法行针，针柄处固定约 2cm 艾条，点燃艾条后施灸，每穴 2 壮，治疗过程约 30 分钟。患者在月经干净后开始接受治疗，每日 1 次，7 次为 1 个疗程。

3. 疗法特点 针刺可以促进盆腔局部血液循环，改善局部组织的营养状态，同时能引起局部副交感神经兴奋，使血管扩张，毛细血管网络增多，从而提高新陈代谢，加速炎症吸收。因寒邪或瘀血致病者，可以采用温针灸治疗。温针灸疗法是将针刺和艾灸结合应用的一种方法，既可以利用针刺疏通经络气血，又可以发挥艾灸温通和温补的双重功效。有研究发现，艾灸通过温热刺激皮肤感受器，可以影响组织细胞的生化代谢。温针灸可以扩张血管和淋巴管，增加局部组织氧的需要量及二氧化碳排出量，减少肌纤维及细胞间黏滞性，降低血管通透性，减少炎症渗出，同时加速炎症渗出物的吸收，起到消除炎症的作用。

4. 注意事项

（1）严格无菌操作，避免局部皮肤感染。局部皮肤破溃者，患处避免进针，避免浸水。

（2）有出血性疾病的患者，或常有自发性出血，损伤后不易止血者，不宜针刺。

5. 临床应用

张素荣等使用温针灸治疗慢性盆腔炎，选取关元、气海、中极、归来、水道、三阴交、气冲等穴。观察组使用温针灸治疗，对照组使用抗菌药物。结果显示，治疗 1 个月后，观察组临床治疗有效率明显高于对照组（$P<0.05$）；治疗 3 个月后，观察组复发率低于对照组（$P<0.05$）。提示使用温针灸治疗能提高慢性盆腔炎临床疗效，且复发率较抗菌药物低。

廖穆熙等选择 70 例慢性盆腔炎患者作为研究对象，随机分为针刺组与对照组（口服妇科千金片组）进行治疗，观察治疗前后临床疗效及 C 反应蛋白变化。结果：临床疗效方面，针刺组总有效率为 91.43%，对照组的总有效率为 74.29%，两组治疗效果的总有效率，差异具有统计学意义（P<0.05）。两组 C 反应蛋白治疗后与治疗前相比，均具有显著差异。

罗会媛将 142 例慢性盆腔炎患者随机分为对照组与观察组，对照组行常规抗感染治疗，观察组在常规抗感染治疗的同时配合针灸治疗，对比两组患者的住院时间、治疗效果。结果：对照组总有效率为 85.9%，平均住院时间为 10 天；观察组总有效率为 95.8%，平均住院时间为 7 天。结论：针灸治疗慢性盆腔炎的治疗效果显著，可以明显缩短患者的住院时间，提高患者治疗的总有效率。

秦烨选取慢性盆腔炎患者 100 例，随机分为观察组和对照组各 50 例。观察组用温针灸治疗，对照组用左氧氟沙星联合替硝唑注射液静滴治疗，观察两组患者治疗后的临床疗效。结果：观察组总有效率为 94.0%，明显优于对照组的 62.0%，差异具有统计学意义（P<0.05）。结论：温针灸治疗慢性盆腔炎疗效较好，值得临床推广应用。

五、艾灸疗法

1. 适应证　盆腔炎性后遗症寒湿凝滞型。

2. 操作方法

（1）艾条灸：主穴关元、腰阳关、子宫、中极、归来、三阴交、血海。配穴：湿热蕴结加阴陵泉，气滞血瘀加太冲、膈俞，寒湿凝滞加肾俞。右手持艾条（温灸纯艾条，每支 20 ~ 25g）垂直悬起于穴位之上，离皮肤 3 ~ 4cm，以病人觉得温热舒服、至微有热痛感为度。选取上述穴位，每日 1 次，每次 30 分钟，14 天为 1 个疗程，连续 3 个疗程，疗程间休息 3 ~ 5 日。

（2）隔姜灸：主穴关元、中极、足三里、三阴交等。将鲜生姜切成薄片，扎孔数个，置于施灸的穴位上，用大艾炷放在姜片上施灸。当患者感觉皮肤灼热疼痛时，即移走姜片，用镊子把剩余的艾炷夹入放水的碗中，然后再把原姜片置于原穴位上，再灸第 2 壮，每日 1 次，10 次为 1 个疗程，连续 3 个疗程。

3. 疗法特点　利用艾条或艾炷燃烧的热力，加速血液循环，将药物的效力传导到穴位的皮肤及深部组织，直接改善盆腔局部血液循环和组织营养状态，最终达到止痛消炎的目的。隔姜灸利用生姜辛温走窜之力与艾灸之热互助，使姜的辛温走窜之力增强，也使灸的温补驱寒行气血之力尤强，二者相得益彰，共奏温通经络之效。

4. 注意事项

（1）过饥过饱时不宜艾灸。高热、身体红肿病人不宜艾灸。

（2）经期停用。

（3）室温要适宜，身体暴露部位应注意保暖。

（4）防止艾火烧伤衣物或皮肤。

5. 临床应用

彭雪梅等将 120 例慢性盆腔炎患者随机分为观察组和对照组各 60 例。对照组给予中药保留灌肠配合超短波治疗，观察组在对照组的基础上给予艾灸治疗。结果：临床观察和半年后随访情况，观察组和对照组总有效率分别为 92% 和 75%，差异有统计学意义（$P<0.05$），住院天数观察组较对照组显著缩短（$P<0.01$）。结论：艾灸是治疗慢性盆腔炎的有效方法，且方便易行，易于被患者接受。

吕玲娜选择 84 例符合寒湿凝滞型慢性盆腔炎诊断标准的患者，随机分为治疗组和对照组各 42 例。对照组口服中药，治疗组在口服中药的基础上采用隔姜灸治疗。结果：治疗组总有效率 76.2%，对照组总有效率 52.4%，两组比较差异有统计学意义。结论：隔姜灸结合中药治疗寒湿凝滞型慢性盆腔炎的疗效优于单纯口服中药治疗。

戴美萍将 165 例慢性盆腔炎患者随机为观察组 84 例和对照组 81 例，对照组给予常规西医治疗，观察组在对照组治疗的基础上给予中药内服加艾灸治疗。治疗10天后，观察两组患者临床疗效。结果：观察组有效率为92.86%，对照组有效率为71.60%，两组有效率比较差异有统计学意义。结论：中药内服加艾灸治疗慢性盆腔炎疗效确显著。

叶赞等将80例慢性盆腔炎患者随机分为麦粒灸组、中成药组（妇科千金片），每组40例。治疗两个疗程后，比较两组患者综合积分及临床疗效。结果：麦粒灸组有效率为92.5%，中成药组有效率为80%。两组比较，差异有统计学意义（$P<0.05$）。结论：麦粒灸可有效改善慢性盆腔炎患者症状、体征，疗效优于口服妇科千金片。

六、中药离子导入疗法

1. 适应证 盆腔炎性后遗症各证。

2. 操作方法 红藤煎加减：红藤、紫花地丁各30g，乳香、没药各6g，连翘、元胡各10g。煎煮30分钟，用纱布过滤适量药汁备用。每次用20～30mL，治疗前先加热药汁至30℃，将外敷药袋充分浸润在药汁中，浸透后分两组置于患者小腹部及腰骶部，将电极板压放于药袋之上，用沙袋压住药袋，并用松紧带固牢，打开中药离子导入治疗仪开关，调节控制温度和电流量旋钮，以患者自觉舒适为度。每天治疗1次，15次为1个疗程，疗程间隔1周。

3. 疗法特点 中药离子导入治疗仪主要由主机、吸水透热电极板及自粘电极组成，通过微电脑控制工作输出频率，使皮肤电阻下降，从而将药物导入人体。离子导入所用中药具有温经散寒、活血化瘀、行气止痛之功，通过离子导入的电泳作用和电趋向性，将温热和药物的良性刺激进入盆腔组织，可促进局部的血液循环，改善组织的营养状态，提高新陈代谢，以利炎症的吸收和消退。

4. 注意事项

（1）治疗过程中随时观察病人反应，及时调节合适电流。

（2）治疗部位有金属异物者，带有心脏起搏器者禁用。

（3）室温要适宜，身体暴露部位应注意保暖。

5. 临床应用

诸葛军治疗盆腔炎后遗症，将门诊病人分为治疗组与对照组各 26 例，其中治疗组在常规西药治疗的基础上，结合中药离子导入。结论：西药结合中药离子导入治疗盆腔炎后遗症的疗效明显优于单用西药治疗（$P<0.05$），且操作简单安全，值得临床推广应用。

胡玉峰将盆腔炎性疾病后遗症患者 96 例，随机分为对照组和观察组，每组 48 例。对照组给予抗生素口服，治疗组在上述治疗基础上加用中药离子导入给药。结果：总有效率、治疗前后疼痛 VAS 评分显著优于对照组（$P<0.05$）。结论：中药离子导入能提高盆腔炎性疾病后遗症的治愈率。

倪勇艳将 90 例慢性盆腔炎性疾病患者随机分为基础治疗组和离子导入组，每组均予抗生素 + 中药口服 + 中药灌肠治疗。在此基础上，离子导入组应用中药离子导入法作用于下腹部。结果：对照组疗效优于基础治疗组，差异有统计学意义（$P<0.05$）。结论：离子导入法能显著改善患者的不适症状，缩短病程，值得临床推广应用。

谢凯对 56 例患者采用针刺配合中药离子导入治疗后观察疗效。结果：本组痊愈 20 例，显效 23 例，好转 10 例，总有效率 94.6%。结论：针刺配合中药离子导入治疗急性盆腔炎，疗效确切。

参考文献

［1］徐加香 . 红藤汤保留灌肠治疗慢性盆腔炎临床疗效观察［J］. 中国继续医学教育，2016，8（13）：205-206.

［2］戴玲玲，周欢.中药灌肠治疗盆腔炎86例的临床疗效观察［J］.北方药学，2016，13（9）：113-114.

［3］朱娇芳，赵燕宁，陈琰.红藤灌肠液治疗慢性盆腔炎疗效观察［J］.湖南中医杂志，2014，30（2）：54-55.

［4］高玉娟.盆炎汤保留灌肠治疗慢性盆腔炎疗效分析［J］.实用中医药杂志，2015，31（11）：1008-1009.

［5］李晓琴.自拟消癥散结散外敷治疗盆腔炎性包块42例［J］.中医外治杂志，2016，25（2）：8-9.

［6］冯伟华，周萍.中药外敷治疗盆腔炎396例临床观察［J］.临床和实验医学杂志，2010，9（17）：1333-1335.

［7］曹宠华，聂清英，姜彦.二藤方外敷联合奥硝唑治疗慢性盆腔炎53例观察［J］.浙江中医杂志，2014，49（11）：823-824.

［8］叶妮，何培芝，李星子，等.经腹热敷红藤方治疗湿热型慢性盆腔炎的疗效观察［J］.辽宁中医杂志，2016，43（5）：1013-1014.

［9］姜守信.穴位注射治疗女性慢性盆腔炎86例［J］.针灸临床杂志，2010，26（5）：20-21.

［10］尹金芬.穴位注射治疗女性盆腔炎症的疗效观察［J］.当代医学，2010，16（3）：81.

［11］李涛，张瑞红.中药联合穴位注射痰热清治疗湿热蕴结型慢性盆腔炎疗效观察［J］.河北医药，2011，33（12）：1891-1892.

［12］张素荣.温针灸治疗慢性盆腔炎的临床疗效观察［J］.内蒙古中医药，2014，23：63.

［13］廖穆熙，石尧，孟珍珍.针刺对女性低度炎症型慢性盆腔炎临床疗效的观察［J］.针灸临床杂志，2014，30（11）：19-20.

［14］罗会媛.针灸治疗慢性盆腔炎的临床体会［J］.实用中西医结合临床，

2015, 15（7）: 68-69.

[15] 秦烨.温针灸治疗慢性盆腔炎50例临床观察 [J].中国民族民间医药, 2016, 25（6）: 129-130.

[16] 彭雪梅, 郑中文, 李积锦.艾灸治疗慢性盆腔炎120例临床效果观察 [J].深圳中西医结合杂志, 2016, 26（15）: 56-57.

[17] 吕玲娜, 马建庆, 胡梦.灸药合治寒湿凝滞型慢性盆腔炎84例临床观察 [J].江苏中医药, 2014, 46（2）: 67-68.

[18] 戴美萍.中药内服加艾灸治疗慢性盆腔炎临床研究 [J].河南中医, 2015, 35（11）: 2821-2822.

[19] 叶赞, 翟伟.麦粒灸治疗慢性盆腔炎临床研究 [J].中医学报, 2016, 31（214）: 453-454.

[20] 诸葛军, 程姬, 赵佳瑜.中药离子导入合西药治疗盆腔炎后遗症26例 [J].浙江中医杂志, 2015, 50（6）: 446-447.

[21] 胡玉峰.中药离子导入联合西医治疗盆腔炎性疾病后遗症48例 [J].浙江中医杂志, 2016, 51（7）: 529-530.

[22] 倪勇艳, 万贵平, 等.慢性盆腔炎性疾病应用中药离子导入疗效观察 [J].辽宁中医药大学学报, 2015, 17（10）: 138-139.

[23] 谢凯.针刺配合中药离子导入治疗急性盆腔炎56例 [J].山东中医杂志, 2010, 29（6）: 394-395.

（陶思玮　陆　勤）

第四节 癥 瘕

　　妇女下腹部胞中有结块，伴有少腹痛或胀或满，甚或出血者，称为癥瘕。癥者，坚硬不移，痛有定处；瘕者，推之可移，痛无定处。癥瘕有良性和恶性之分，本节所述仅指癥瘕之良性者。西医所说的子宫肌瘤、卵巢囊肿、子宫内膜异位症、子宫腺肌病、盆腔炎性包块等多可归属癥瘕范畴。临床上可有月经改变（周期、经期、经量的改变），或伴腰酸、腹痛、下腹坠胀，或伴肛门坠胀感，压迫症状（尿频、排尿障碍、排便困难），继发性进行性痛经，白带增多，不孕，性交痛等。盆腔检查：若为子宫肌瘤，子宫呈不同程度增大，欠规则，子宫表面有不规则突起，呈实性，若有变性则质地较软；若为卵巢囊肿，肿块位于子宫旁，可为实性或囊性，一般无压痛；若为子宫内膜异位症，宫颈后上方、子宫后壁或子宫直肠窝处扪及触痛性结节，病变累及卵巢者，可于子宫一侧触及包块。该病若失治或误治，或可发生恶变；若迁延治疗，可造成肿块持续增大，导致不孕或流产、继发性贫血等。

　　西医多采取激素疗法，包块较大者需手术治疗。

　　中医认为癥瘕的发生，多由正气不足，外邪内侵，或内伤七情，或饮食、房劳不节，脏腑功能失调，气机阻滞，从而形成瘀血、痰饮、湿浊，停聚于小腹，日积月累而成。病理机制以气滞、血瘀为主。病在气者，理气行滞，佐以理血；病在血者，活血破瘀散结，佐以理气。外治法通过药物或非药物的局部作用，发挥行气活血之效，控制包块的增长或使包块缩小，临床症状得以消失或有不同程度的改善。常用方法有灌肠、外敷、穴位注射、针刺等疗法。

一、灌肠疗法

　　1. 适应证 适用于各型癥瘕。

2. 操作方法

（1）辨证选方：①气滞血瘀型：保留灌肠方（桃仁、红花、三棱、莪术各9g，生地、赤芍、当归、枳壳、香附各12g，川芎6g，鳖甲11g，刘寄奴15g）；②湿热瘀阻型：灌肠1号方（红藤、败酱草、白花蛇舌草各15g，三棱、莪术、丹参、玄胡、黄柏、五灵脂、生蒲黄各10g，生大黄6g）；③寒凝血瘀型：灌肠2号方（丹皮、丹参、莪术、炒赤芍各10g，元胡30g，皂角刺、海藻、昆布各20g，熟附子、干姜、艾叶各10g）。

（2）方法：选取上述其中之一方药，将中药加入水600mL浸没，浸泡30分钟，煎至100mL，待药温降至38～40℃倒入一次性灌肠器中。患者左侧卧位，双腿屈膝，用石蜡油润滑肛管前端，插入肛门10～15cm，将药液缓慢灌入患者直肠内，保留药液至次日清晨。每天1次，10天为1个疗程，连用3个疗程。

3. 疗法特点

直肠给药可使药液经直肠黏膜渗透吸收，使药力直达病灶，改善盆腔子宫的血液循环，促进局部组织的瘀血消散，起到活血化瘀与行气导滞的作用，同时可促进包块吸收，达到消包块的目的。

4. 注意事项

（1）要严格遵循操作规范，把握药液温度、灌肠体位、导管插入深度及中药保留时间。

（2）操作应避开经期，嘱患者排空大小便以延长药物在体内的保留时间，操作结束后垫高臀部，卧床休息1小时。

（3）在灌肠中注意观察患者的反应，如患者出现便意、腹胀应减慢滴入速度并降低灌肠器的高度。

（4）室温要适宜，身体暴露部位应注意保暖。

5. 临床应用

杨兰等探讨益气消积汤内服和解毒化癥汤灌肠治疗慢性盆腔炎性包块（湿热

瘀结证）的疗效。将 105 例患者随机分为西药组 51 例和联合组 54 例。西药组采用注射用头孢噻肟钠＋替硝唑注射液＋理疗的综合方案。联合组在西药组治疗的基础上采用益气消积汤内服和解毒化瘀汤灌肠。结果：联合组总有效率为 92.5%，西药组为 76.4%，联合组优于西药组（ $P<0.05$ ）；治疗后联合组包块直径小于西药组，主要症状和体征评分低于西药组（ $P<0.01$ ）。结论：在西药常规治疗的基础上，采用中药内服和灌肠治疗慢性盆腔炎性包块，能有效缩小包块、减轻临床症状、体征，临床疗效优于西药治疗。其作用机制可能与改善微循环，提高机体免疫功能有关。

肖秋萍等观察中药保留灌肠对盆腔炎性包块病症的临床效果。方法：选取收治的 91 例盆腔炎患者，分为实验组和对照组。实验组采用的是中药保留灌肠治疗的方法，而对照组采用的是对患者进行常规手术的治疗，并观察两组的治疗效果。结论：中药保留灌肠治疗盆腔炎性包块病症的治疗效果比常规手术治疗效果更好，效果显著。值得在临床治疗中推广及应用。

周世谊分析中药灌肠疗法治疗子宫内膜异位症的临床疗效。方法：以 128 例子宫内膜异位症患者为研究对象，将患者平均分为两组，每组 64 例。一组采用中药灌肠疗法进行治疗，为观察组；一组使用口服中药方剂治疗，为对照组。结果：观察组患者有效率为 93.8%，明显优于对照组 84.4%；在不良反应、耐受程度、治疗后随访 3 个月的复发率及患者满意率等数据的比较中观察组均具有显著优势，经统计学分析，平均 $P=0.038<0.05$ ，研究具有显著的统计学意义。结论：中药灌肠疗法在治疗子宫内膜异位的应用中具有疗效显著、耐受程度高、复发率低、患者满意率高等诸多优势，适于临床推广。

二、热敷疗法

1. 适应证 适用于各型癥瘕，症见胞中结块、小腹胀满、月经先后不定等。

2. 操作方法

（1）辨证选方：①气虚血瘀型：消瘤散（三棱、莪术、丹参、丹皮、夏枯草、龙骨、枳壳、益母草、红花各15g，川牛膝、白术、贯众、三七粉、当归各12g，黄芪30g）；②寒凝气滞型：热熨方（穿山甲20g，当归尾、白芷、赤芍各10g，小茴香、生艾叶各30g）；③湿热瘀阻型：温络方（红藤、半枝莲、连翘、败酱草、牡蛎、赤芍、荔枝壳各24g，五灵脂、白芷、三棱、莪术、延胡索各12g，皂角刺30g）。

（2）方法：辨证选取上述其中之一方药，共研细末，装入自制纱布袋中，放锅内蒸透后热敷患处半小时，患处可垫一条干毛巾，每日1～2次，10天为1个疗程。

3. 疗法特点　中药热敷通过腹部的静脉丛，将药透散，综合了热效应与中药药效的双重作用，经过药与热的协同作用，使药物直达病所，加快药物的局部吸收，改善局部血液和淋巴循环，促进新陈代谢，加速水肿和炎性物质的吸收与转化，从而达到从外治内，内外兼治，最大程度发挥药物的疗效。

4. 注意事项

（1）治疗期间食忌寒冷；局部湿疹、皮损、瘢痕应避开；把握好温度，以免烫伤皮肤。

（2）月经来潮期间停用，孕期禁用。

（3）对一些特殊患者，如患有严重高血压、心脏病者，要密切注意其敷药后的反应，如有不适反应要及时中止治疗，并采取相应的处理措施。

5. 临床应用

李莹等将96例子宫肌瘤患者随机分为治疗组和对照组各48例，治疗组自拟消瘤汤联合中药外敷治疗。外敷药物组成：艾叶250g，透骨草250g，皂角刺12g，延胡索10g，五灵脂15g，当归12g，怀牛膝15g，乳香12g，没药12g，打粉温水调敷于下腹部，每天2次，每次半小时，持续10天。对照组予米非司酮治疗，两组疗程均为 3 个月。结果：总有效率治疗组为 91.7%，对照组为 79.2%，两组比较，差异有统计学意义（P<0.01）。两组治疗后子宫肌瘤体积、子宫体积及各项生化指标变化均优于治疗前。结论：自拟消瘤汤配合中药外敷能协同调整性激素水平，增强机体免疫力，缩小肌瘤，改善症状，值得临床推广使用。

秦小润等将 240 例湿热瘀阻型盆腔炎性包块患者随机分为治疗组和对照组各 120 例，治疗组在静滴抗生素的基础上，采用中药热罨包外敷治疗，每次用外敷药（桂枝 60g，丹参 100g，香附 60g，莪术 60g，薄荷 30g，姜黄 60g）加入酒及米醋置入铁锅内翻炒，装入特制的布袋内，将布袋热敷于患者下腹部，每日 2 次，14 天为 1 个疗程。对照组仅使用抗生素静滴治疗。结果：治疗组总有效率为 93.33%，对照组总有效率 83.33%，组间比较差异有统计学意义（P<0.05）。结论：中药热罨包配合抗生素静滴治疗盆腔炎性包块，可明显缩小盆腔包块，改善患者下腹疼痛、月经失调等症状，具有疗效确切、操作简便、患者易于接受等优点。

张宗圣等将观察组 93 例用益肾化瘀汤内服配合中药外敷下腹、脐部，外敷具体方法：薄荷 30g，莪术 60g，香附 60g，姜黄 60g，三棱 60g，桂枝 60g，丹参 100g，加米醋和米酒 250g 放进铁锅内翻炒后装至布袋内，热敷于下腹部及脐部至冷却，对照组 93 例单服益肾化瘀汤。结果：VAS 评分对照组总有效率 78.5%，观察组 95.7%，两组差异具有统计学意义（P<0.05），临床效果显著。

三、穴位注射疗法

1. 适应证 适用于各型癥瘕。

2. 操作方法

（1）药物：辨证选用复方当归注射液、丹参注射液、黄芪注射液等。

（2）穴位：采用阿是穴、关元穴、气海穴、中极穴、双侧子宫穴、双侧足三里穴、双侧三阴交穴，气滞血瘀型取血海、膈俞；痰湿瘀结型取丰隆、阴陵泉；湿热瘀阻型取曲池、脾俞；肾虚血瘀型取肾俞、血海。

（3）方法：用5mL注射器抽取注射液，每次选取4个穴位，于穴位皮肤常规消毒后直刺进入，上下抽插至患者局部酸胀，回抽无回血后推入药液，每穴2mL，隔日1次，10次为1个疗程。

3. 疗法特点 使药物沿经脉系统直达病所，更能发挥穴位和药物的双重治疗作用。穴位注射后，能活血化瘀，疏通经络，改善微循环，加快局部血液运行，以达到化瘀消肿的目的，使包块缩小甚至消失。

4. 注意事项

（1）严格执行无菌操作，防止感染。注意药物性能，对存在过敏反应的药物需要经过皮试，才可以使用。

（2）要熟练掌握穴位的部位、注入的深度和每穴注入的药量。

（3）药物不可注入血管内。

5. 临床应用

杨亥华选取子宫肌瘤患者60例，随机分为穴位注射组和对照组，各30例。对照组予中医辨证中药口服及灌肠治疗，穴位注射组患者加用穴位注射治疗，注射复方当归注射液2mL及丹参酮射液10mg，穴位采用阿是穴、关元穴、气海穴、中级穴、双侧子宫穴，比较分析两组患者的治疗效果。结果：穴位注射组患者治疗3个月、6个月后，子宫肌瘤体积显著小于对照组（$P<0.05$），治疗总有效率96.7%，明显高于对照组76.7%。结论：穴位注射在子宫肌瘤非手术治疗中有非常好的治疗效果。

沈姚琴等将114例子宫内膜异位症患者随机分为2组：研究组68例予自拟化异定痛饮口服，经期加用VitK$_3$进行三阴交穴位注射；对照组46例予内美通口服。均于治疗6个月后评定疗效。两组疗效比较无显著性差异，但研究组副反应发生率低于对照组，有显著性差异（$P<0.01$）。结论：化异定痛饮结合穴位注

射治疗子宫内膜异位症安全性好、有效率高，值得进一步研究。

李涛等将 120 例确诊炎性包块且无手术者，对照组口服妇盆康联合次髎穴位注射痰热清，对照组：头孢 + 替硝唑静滴，口服桂枝茯苓胶囊，比较盆腔包块用药前后大小、症状变化情况。两组治疗结果比较，试验组与对照组差异有统计学意义（$P<0.01$），疗效满意。

黄海燕采用腹针配合穴位注射黄芪注射液、复方当归注射液治疗子宫肌瘤患者，治疗后子宫体积、肌瘤最大径线、肌瘤个数、肌瘤评分都较治疗前改善，总有效率达 92%。

四、针刺疗法

1. 适应证　各型癥瘕。

2. 操作方法

（1）毫针法：气滞型，取太冲、关元、归来、足三里、合谷；血瘀型，取关元、归来、足三里、血海、膈俞、合谷、三阴交；痰湿型，取关元、归来、足三里、三阴交、脾俞。嘱患者排尿后仰卧位，所取穴位常规消毒，依针刺穴位采用单手进针法或持针进针法直刺，进针得气后留针 30 分钟，每日 1 次，15 次为 1 个疗程。

（2）温针法：取穴关元、中极、天枢、足三里、三阴交、太冲；除关元、中极外，均取双侧。对患者穴位及周围部位进行常规消毒，选取合适规格毫针刺入穴位，得气后用补法行针，针柄处固定约 2cm 艾条，点燃艾条后施灸，每穴 2 壮，治疗过程约 30 分钟。患者在月经干净后开始接受治疗，每日 1 次，7 次为 1 个疗程。

3. 疗法特点　针刺可以调整气血，疏通经络，能够有效地激发经络的调节功能，从而提高机体免疫功能，改善局部病灶瘀血状态，进而活血祛瘀，促进癥瘕的消散。由于针刺对经络的调节作用，对其他器官的功能也能起到调节和促进作用，部分患者针刺治疗后，虽然包块未能完全消失，但临床症状得以消失或有不同程度的改善。温针灸法既可以利用针刺疏通经络气血，又可以发挥艾灸温通和温补的双重功效。有研究发现温针灸可以扩张血管和淋巴管，增加局部组织氧的需要量及二氧化碳排出量，减少肌纤维及细胞间黏滞性，降低血管通透性，减少炎症渗出，同时加速炎症渗出物的吸收，起到消除炎症的作用。

4. 注意事项

（1）严格无菌操作，避免局部皮肤感染。局部皮肤破溃者患处避免进针，避免浸水。

（2）出血性疾病，或常有自发性出血，或损伤后不易止血者，不宜针刺。

5. 临床应用

刘文红等选取 50 例子宫肌瘤患者，对子宫、天枢、水道、气海、关元、曲骨、太溪等穴位施以针刺补泻治疗，腹部穴位配合温针灸，10 次为 1 个疗程。结果 50 例中痊愈 7 例，显效 21 例，有效 16 例，无效 6 例，总有效率 88.0%。结论：针刺补泻方法配合温针灸对子宫肌瘤有较好的疗效。

彭尧书等将 62 例子宫肌瘤患者随机分为治疗组与对照组，治疗组采用针灸配合中药进行治疗，对照组仅服用中药治疗。治疗组总有效率为 93.8%，对照组总有效率为 76.7%，两组比较差异有统计学意义（$P<0.05$）。结论：采用针灸配合中药综合疗法治疗子宫肌瘤有较好的疗效，并在改善痛经、月经过多、经期延长方面疗效显著。

楚洪波等将 60 例子宫肌瘤患者随机分为针灸推拿治疗组和药物（桂枝茯苓胶囊）治疗对照 1 组，空白对照 2 组。治疗组采用通经化瘀法进行针灸推拿治疗，观察三组临床疗效。针灸推拿治疗组治愈率为 20%，有效率为 95%；药物治疗组治愈率为 10%，总有效率为 80%。说明针灸推拿治疗子宫肌瘤，疗效显著。

五、中药离子导入疗法

1. 适应证 适用于各型癥瘕。

2. 操作方法

（1）消瘤汤：黄芪 30g，白术 12g，薏苡仁 15g，茯苓 10g，香附 10g，郁金 10g，白芥子 12g，桃仁 12g，赤芍 10g，牡丹皮 10g，三棱 30g，莪术 30g。中药浸泡 30 分钟，文火煎煮 3 次，每次 30 分钟，取汁混合后继续文火煎煮，直至浓缩成芝麻糊状备用。

（2）患者于月经干净后 3 天起，采用国产直流感应电疗机，电极为 15cm×10cm，主电极药垫置于耻骨联合上 2 横指腹正中线处接阳极，副电极置于相对应腰骶部接阴极。

（3）药垫为 10 层纱布浸湿药汁约 25mL 制成。电流强度为 0 ~ 100mA 可调，以有针刺感为度，通电 30 分钟，每日 1 次，连续治疗 3 个月。

3. 疗法特点 离子导入法是应用浸有中草药的电极板放置于病变局部，通过药物离子导入仪输出的直流电作用，将中药浓缩液药物离子直接导入病变部位，可改善血液黏滞性和红细胞聚集性。通过降低血液的黏度，抑制红细胞的聚集而起到活血化瘀、软坚散结的作用。既可保全女性器官的完整，还可反复进行治疗，避免了手术对人体的创伤和痛苦，患者易于接受。

4. 注意事项

（1）治疗过程中随时观察患者反应，及时调节合适电流。

（2）治疗部位有金属异物者、带有心脏起搏器者以及对电流不能耐受者禁用。

（3）室温要适宜，身体暴露部位应注意保暖。

5. 临床应用

曹利萍将 140 例卵巢囊肿患者随机分成观察组和空白组各 70 例，观察组用自拟培土消癥方中药煎煮浓缩液加直流电离子导入疗法治疗，空白组不做处理。

观察组总有效率为 81.4%，与空白组总有效率 7.1% 比较，差异有统计学意义（$P<0.01$）。结论：培土消癥方直流电药物离子导入治疗卵巢囊肿有较好的疗效，同时提示早期治疗的重要性。

方如丹等将 160 例子宫肌瘤患者随机分为两组，治疗组 100 例采用消瘤饮离子导入，对照组 60 例口服桂枝茯苓胶囊，均治疗 3 个月。治疗组和对照组疗效相比差异有显著意义（$P<0.05$）。治疗组及对照组血液流变学的四项指标治疗前后比较均有显著差异（$P<0.05$）。故消瘤饮离子导入治疗子宫肌瘤安全、有效，比桂枝茯苓胶囊疗效更为确切，除降低血液黏滞性外，且能使血清 P 水平下降。

魏春娥等运用中药离子导入与中药保留灌肠治疗盆腔炎性包块患者 30 例，总有效率为 100%，治愈率为 96.7%。上述两种方法配合治疗盆腔炎性包块疗效显著，治愈率高，同时它可使药物直接作用于病变部位，减少全身用药的毒副作用及口服药物对胃肠道的刺激，避免长期滥用抗生素的不良反应及菌群失调、耐药菌株的产生。

姚春梅选取单侧卵巢巧克力囊肿 40 例患者，采用中药离子导入液进行治疗，治疗后显效 32 例，有效 6 例，无效 2 例，治愈率达 95%。结论：采用中药离子导入液治疗子宫内膜异位症疗效显著，可显著缩小肿块，缓解痛经程度。

参考文献

［1］杨兰，杨明末.益气消积汤内服和解毒化癥汤灌肠治疗慢性盆腔炎性包块 54 例［J］.中国实验方剂学杂志，2015，21（10）：212-213.

［2］肖秋萍.中药保留灌肠治疗盆腔炎性包块 91 例［J］.中国中医药现代远程教育，2014，12（20）：43-44.

［3］周世谊.中药灌肠治疗子宫内膜异位症64例疗效观察［J］.中医中药，2012，10（4）：226–227.

［4］李莹，罗红.消瘤汤内服配合中药外敷治疗子宫肌瘤48例临床观察［J］.湖南中医杂志，2014，30（1）：57–58.

［5］秦小润等.中药热罨包治疗湿热瘀阻型盆腔炎性包块120例［J］.四川中医，2014，32（7）：133–134.

［6］张宗圣，李爱梅.中药内服外敷治疗子宫内膜异位症疗效分析［J］.实用中医药杂志，2013，29（10）：821–822.

［7］杨亥华.穴位注射在子宫肌瘤非手术治疗上的应用［J］.当代医学，2015，21（3）：157–158.

［8］沈姚琴.自拟化异定痛饮结合穴位注射治疗子宫内膜异位症68例［J］.中医药临床杂志，2007，19（3）：233.

［9］李涛.中药联合穴位注射治疗湿热蕴结型盆腔炎性包块的临床观察［J］.河北医药，2011，33（5）：777–778.

［10］黄海燕.腹针结合穴位注射治疗子宫肌瘤50例［J］.中国针灸，2015，35（5）：451–452.

［11］刘文红.针刺补泻配合温针灸治疗子宫肌瘤50例临床分析［J］.中国疗养医学，2015，24（3）：275–276.

［12］彭尧书.针刺配合中药治疗子宫肌瘤的临床研究［J］.中医中药，2010，7（2）：82–83.

［13］楚洪波，徐明.针灸配合推拿治疗子宫肌瘤（血瘀型）60例临床观察［J］.长春大学学报，2015，25（12）：71–72.

［14］曹利萍.培土消癥方离子导入治疗卵巢囊肿临床观察［J］.湖南中医药大学学报，2011，31（11）：54–55.

［15］方如丹.消瘤饮离子导入治疗子宫肌瘤的临床研究［J］.中国中医药信

息杂志，2001，8（12）：47–48.

[16]魏春娥.中药离子导入与中药保留灌肠治疗盆腔炎性包块30例［J］.实用中西医结合临床，2007，7（1）：58–59.

[17]姚春梅.中药离子导入液治疗子宫内膜异位［J］.临床医药，2013（2）：108.

（陶思玮）

第五节 阴 疮

妇人阴户肿痛，生疮，局部红肿，热痛，甚或化脓溃烂，黄水淋漓；或阴户一侧凝结成块坚硬，局部肿痛者；或者肿块位于阴道边侧如蚕茧状者，称为"阴疮"，又称"阴蚀"。本病相当于西医学的"外阴溃疡""外阴炎""前庭大腺脓肿"等病。急性期可用抗生素静滴或口服，卧床休息，局部热敷、坐浴，脓肿形成后切开排脓。

中医认为本病多因下焦感受湿热之邪，蕴结成毒，腐肉为脓，而成阴疮，或因正气虚弱，寒邪凝滞气血，瘀积于内，邪气不能外出，内陷于肌肉，日久溃腐，寒湿凝结而成。治疗应按热者清之、寒者温之、湿者化之、坚者削之、虚者补之、下陷者托之的原则处理。临床以热毒为主。热毒证，治以清热解毒，活血化瘀；寒湿证，治以散寒除湿，活血散结。阴疮的预后取决于毒邪轻重，正气强弱。若治疗得当，可以痊愈；若失治或治疗不及时，气血衰败，疮疡溃腐，久不收口，则缠绵难愈。治疗本病应该内外兼顾，在全身辨证用药的同时，重视局部治疗。常用的外治法有中药熏洗、中药外敷，以及手术治疗。

一、熏洗疗法

1. 适应证 适用于热毒证，阴部生疮，红肿热痛，甚则溃烂流脓，黏稠臭秽。

2. 操作方法

（1）熏蒸方：金银花30g，蒲公英12g，黄柏12g，知母12g，川贝母12g，天花粉12g，白及12g，乳香12g，皂角刺9g，牡丹皮10g。

（2）上药煎取汤液1000～2000mL，趁热置于盆器内，药液蒸汽不可过烫。患者先坐于盆器上熏蒸，待药液温度降到37℃～40℃时，坐浸于药液中，每次

15～20分钟，每日2次，7天1个疗程。坐浴后一般不需再用清水淋洗，清洁毛巾擦干局部即可。（图6-4）

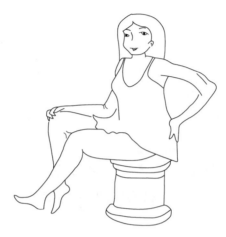

图6-4　熏蒸示意图

3. 疗法特点　中药熏洗通过热、药的协同作用，加速血液、淋巴液的循环，促进新陈代谢，加快代谢产物的清除。同时，由于热能的作用，促使皮肤、黏膜充血，毛孔扩张，药物通过扩张的毛孔渗透肌肤，达到清热解毒、活血化瘀、消肿止痛的作用。

4. 注意事项

（1）凡阴道出血，患处溃烂出血及月经期禁用。

（2）治愈前禁止性生活，妊娠期慎用。

（3）熏蒸过程中防止局部皮肤烫伤，用药后观察局部皮肤，有无丘疹、奇痒或局部肿胀等过敏现象，一旦出现即停止用药，并将药物擦拭干净或清洗，遵医嘱内服或外用抗过敏药物。

（4）室温要适宜，身体暴露部位应注意保暖。

（5）保持外阴的清洁、干燥；严禁搔抓局部或挤压脓肿；发病期间，多饮水，不吃辛辣发物。

5. 临床应用

本法配方来自南京市中西医结合医院中医外科（瘰疬科）协定方。多年来，妇科用于治疗热毒型阴疮，取得了满意的疗效。

黄海梅将前庭大腺脓肿初期患者 49 例，分为治疗组和对照组。其中治疗组 28 例，采用蛇黄洗剂坐浴；对照组 21 例，采用复方黄松洗液坐浴。结果：治疗组总有效率为 92.85%，对照组总有效率为 71.42%。结论：蛇黄洗剂局部坐浴治疗前庭大腺脓肿初期，疗效显著。

赵珂用中药（蛇床子 15g，苦参 15g，黄柏 15g，明矾 10g，川椒 10g，百部 30g，白鲜皮 15g，地肤子 30g）煎汤熏洗坐浴治疗阴疮重症。早晚各 1 次，每次 10 分钟，每日 1 剂。治疗 3 天后复诊，患者外阴红肿、疼痛明显减轻，渗出物减少，臭味消失；治疗 7 天后，外阴溃疡愈合，患者行动自如。1 个月及 3 个月后随访未见复发。

李亚俐用中药内服外治法治疗外阴溃疡 30 例，给予外阴溃疡 1 号方口服，并用 2 号方外洗坐浴配合治疗。1 号方：生黄芪 30g，当归 10g，柴胡 12g，赤芍 10g，白芍 10g，薄荷（后下）6g，生栀子 6g，生甘草 10g 等。外阴溃疡 2 号方：苦参 10g，大青叶 15g，赤芍 10g，黄柏 10g 等。1 个月为 1 个疗程，临证时再根据具体情况随症加减。经治疗，30 例患者中 1 个疗程痊愈者 15 例（50.1%），2 个疗程痊愈者 11 例（36.7%），随访半年无复发。

二、贴敷疗法

1. 适应证 适用于阴疮初起未成脓、未破溃时。

2. 操作方法

（1）辨证处方：①加味金芙膏，主要成分：姜黄、大黄、芙蓉叶等；②清热消肿糊，主要成分：红花、黄连、黄柏等；③青敷膏，主要成分：大黄、姜黄、黄柏各 240g，白及 180g，白芷、赤芍、天花粉、青黛、甘草各 120g，加饴糖调制而成；④金黄膏，主要成分：姜黄 270g，大黄 30g，黄柏 270g，苍术 10g，厚朴 270g，陈皮 10g，甘草 10g，生天南星 10g，白芷 25g，天花粉 50g。以上 10 味粉碎成细粉，过筛，混匀，加入麻油 200g 和加热熔融的黄凡士林至 1000g 搅拌均匀。

（2）先用清洁水或熏洗液清洁外阴部，患者取截石位，充分暴露病灶部位，观察局部疮疡情况，将药膏用蜂蜜或醋调至稀糊状，根据疮疡大小确定敷药面积，取大小合适的敷料正确摊药，做到厚薄适中，不污染他物，敷药部位准确，一般情况下敷药面积稍大于肿块，再用胶布固定敷料，让其卧床休息半小时。每日换药 2 ~ 3 次，观察有无不适或过敏等情况。

3. 疗法特点 将中药研末调和后敷贴体表患处或穴位，使药物经过皮肤黏膜吸收，药效直达病所，可避免药物对口腔黏膜、消化道及胃肠的刺激，减轻肝脏、肾脏负担，从而提高药物的生物利用度。能够显著提高血管活性，促进患处血液循环，达到通经活络、清热解毒、消肿止痛的作用。

4. 注意事项

（1）由于外阴局部结构的特殊性，膀胱截石位时固定的敷料，起身后胶布容易松脱，故敷药后嘱患者尽量卧床休息。

（2）一般情况下，大小便后敷料会被污染，应更换。故贴敷前嘱咐患者排空大小便，清洗外阴后敷药。

（3）肿块破溃、局部皮肤过敏者禁用。

（4）月经期禁用，孕期慎用，忌房事，忌辛辣食物。

（5）敷药环境温度要适宜。

（6）敷药后观察局部皮肤，如有丘疹、奇痒或局部肿胀等过敏现象时，停止用药，并将药物擦拭或清洗干净。

5. 临床应用

加味金芙膏为南京市中西医结合医院院内制剂，在临床运用 47 年，能显著减轻阴疮红肿。每年门诊治疗患者 100 余例，总有效率 80% 以上，未见临床不良事件发生。青敷膏系江苏省中医院院内制剂，临床运用 30 余年，疗效肯定，轻者单独外用，一周即可治愈。金黄散源于明代陈实功《外科正宗》，后世诸家治疗疮疡疗效明显。

谢仙华用中药金黄膏贴敷法治疗阴疮 105 例，取得了满意的疗效。经每天敷贴换药后，肿块质地变软，范围缩小，触痛好转，局部皮温正常，红肿消退，疗程 7 ~ 10 天。

潘秀琴等自拟青黄散：青黛 15g，黄连、蛇床子、苦参各 10g，枯矾 8g，冰片 5g。将上药共研细粉，过 130 目筛混匀装瓶备用。剩余粗药颗粒煎水 300mL，坐浴，将备用药粉撒敷于外阴溃汤病灶处，每日 2 ~ 3 次。内服妇科千金片，每次 4 片，每日 3 次，共治疗急性外阴溃疡 22 例。治疗后均痊愈，半年后随诊，均未见复发。

三、溻渍疗法

1. 适应证　适用于热毒型，阴部疮疡红肿热痛，甚则溃烂流脓，黏稠臭秽者。

2. 操作方法　选五味消毒饮加减方：金银花 30g，蒲公英 30g，紫花地丁 30g，野菊花 30g，紫背天葵 30g，苦参 30g，马齿苋 30g，芒硝 30g，板蓝根 30g，黄连 20g。

将上药用水煎制后过滤、去渣，取汤液 1000 ~ 2000mL，取适量药液置于盆器内，患者趁热先淋洗，再取适量汤液（留下一些药液准备湿敷），待温度适宜后坐浸于药液中，每日 2 次，每次 15 ~ 20 分钟。药液不可过烫，温度宜在 37 ~ 40℃。坐浴后再外敷，将 6 ~ 8 层脱脂纱布于药液中浸湿，然后湿敷于患处，每日 2 次，每次 30 分钟。

（1）淋洗法：将煎煮好的药液放于盆内，淋洗病变局部。每日 2 次，每次 10

分钟。淋洗的药液温度应保持在40℃左右。

（2）浸泡法：用盆盛浸泡的药液，将会阴患处浸泡在药液中。每日2次，每次15～20分钟，水温宜在37～40℃。

（3）湿敷法：患者取膀胱截石位，下面垫以中单，将6～8层脱脂纱布于药液中浸湿，然后湿敷于患处，每日2次，每次20分钟。一般不需再用清水淋洗，以利药效的充分吸收。

3. 疗法特点　溻是将饱含药液的纱布或棉絮湿敷患处，渍是将患处浸泡在药液中。溻渍法是通过湿敷、淋洗、浸泡对病变部位起到物理作用，以及不同药物对患部的药效作用而达到治疗目的的一种方法。中药溻渍的机理是通过湿敷的传导与辐射作用，使局部因炎症引起的灼热感得以减轻，发挥消炎、镇痛、止痒和抑制渗出的作用。低浓度组织液向高浓度中药渗透，使皮损渗液减少或停止渗出，炎症消退。湿敷和渗透压作用结合，还可使皮肤末梢毛细血管收缩，使皮损充血减轻，渗出减少。因此，中药湿敷患处可达到利湿解毒、化瘀通脉的作用。

4. 注意事项

（1）中药人工煎剂应当天使用。煎药机袋装中药可放入冰箱，4℃保存5天之内使用。

（2）局部皮肤过敏者禁用。

（3）月经期禁用，孕期慎用。

（4）室温要适宜，身体暴露部位应注意保暖。

（5）用药后观察局部皮肤，如有丘疹、奇痒或局部肿胀等过敏现象时，停止用药，并将药物擦拭或清洗干净，遵医嘱内服或外用抗过敏药物。

5. 临床应用

临床应用可随证选用解毒、活血、祛湿方药加减。五味消毒饮是清代吴谦《医宗金鉴》中治疗疔疮初起的一首经典方子，我们在临床上治疗阴疮热毒证，疗效显著。

艾洁治疗前庭大腺炎患者50例，按随机化原则分为治疗组及对照组，各25

例。对照组自拟中药方：甘草20g，大黄3g，银花15g，连翘、皂刺、赤芍、紫花地丁各10g，生地12g，黄连2g。将上药用冷水浸泡20分钟，浓煎取汁100mL口服，一天2次。治疗组除将上药口服外，再将鱼腥草洗净捣烂涂于患处，一天2次，3天为1个疗程。结果显示：治疗组25例中，显效10例，有效13例，无效2例，总有效率96.00%；对照组25例中，显效8例，有效12例，无效5例，总有效率80.00%。

朱丹叶等自拟清热解毒汤治疗阴疮30例，应用中药外洗和内服收到十分满意的效果。治疗方法：自拟清热解毒汤药物，组成为：板蓝根20g，紫花地丁20g，大青叶15g，生苡仁30g，白花蛇舌草20g，土茯苓20g，柴胡10g，皂角刺10g，浙贝母10g，生甘草5g，每日一剂，每次口服150mL，早晚各服1次，同时每日1剂外洗，早晚各1次，先热熏后外洗，5天为1个疗程。若疼痛甚者加川楝子、乳香、没药；气虚者，加党参、生黄芪。结果：总有效率为96.7%。无效1例。

侯爱贞自拟苦参汤，煎好药液后，先热熏患处，待药液变温后再浸洗患处约15分钟。然后针对疖肿样、脓肿样的阴疮，将如意金黄散撒在患处，盖上纱布，1日换药1次；针对湿疹样的阴疮，将如意金黄膏摊在纱布上（涂药宜厚）敷于患处，1日换药1次，7天为1个疗程。治疗期间不再用其他内服外用药。自拟苦参汤组成：苦参30g，黄柏30g，地肤子30g，土茯苓30g，蜀羊泉10g，白鲜皮15g，明矾10g，艾叶10g。如意金黄散（或膏）由大黄、黄柏、姜黄、白芷各2500g，南星、陈皮、苍术、厚朴、甘草各1000g，天花粉5000g组成。研细末过100目筛，成散剂；加入凡士林制成20%的软膏。治疗结果：20例阴疮患者中治愈19例；占95%；1例好转，占5%。3个月内回访，无复发病例。

何文扬等用萆薢渗湿汤为主治疗妇女阴蚀150例。对照组：用1/5000高锰酸钾液坐浴，局部涂擦红霉素软膏，同时头孢拉啶针3g静脉滴注，1日1次，7天为1个疗程，共治疗2个疗程。观察组：用萆薢渗湿汤合二妙散加减，水煎分早晚 2 次服。药渣再加水 1000mL 煎汤取汁，加白矾 10g，玄明粉 10g，冰片 2g，熏洗外阴 20 分钟，7 天为 1 个疗程。治疗 2 个疗程后，观察组 150 例中痊愈 66 例（44%），显效 48 例（32%），好转 32 例（21%），无效 4 例（3%），总有效率 97.3%；对照组 148 例中痊愈 61 例（41%），显效 43 例（29%），好转 29 例（19%），无效 15 例（10%），总有效率 89.8%。两组比较，经统计学处理有显著性差异 $P<0.01$，表明观察组效果优于对照组。

四、手术疗法

脓肿形成者，应立即切开引流并做造口术。因单纯切开引流只能暂时缓解症状，切口闭合后，仍可形成囊肿或反复感染。做脓肿切开引流术时，注意切口要足够大。脓液排出后，用生理盐水或甲硝唑液冲洗脓腔，放引流纱条，保持引流通畅，以防脓液排出不畅致瘘管形成或反复脓肿发作。

其他还可做局部热敷、红外线或微波理疗等。

五、专方验方

1. 一味苦参汤 苦参 50g，煎汤去渣，纱布滤净，再加水至 1000mL，待温不烫手，坐浴并冲洗外阴，每日 2 次，每次 15 分钟。适用于阴肿初起，脓未成者。

2. 一效膏 石膏、黄柏各等分，研极细面，然后以香油调成糊状，再敷于阴肿处，覆以无菌纱布，每日更换 2 次。

参考文献

［1］黄海梅 . 蛇黄洗剂坐浴治疗前庭大腺脓肿初期 28 例临床观察［J］. 中医

药学，2010，38（6）：86-87.

［2］赵珂.中药外洗治疗阴疮重症验案［J］.中医外治杂志，2011，21（3）：31.

［3］李亚俐，杨智杰，胡景琨，等.中药内服外治法治疗外阴溃疡的经验［J］.国际中医中药杂志，2010，32（6）：508.

［4］谢仙华.阴疮患者使用中药敷贴法的疗效观察与护理［J］.医学信息，2013，26（11）：332.

［5］潘秀琴，田玉琴.青黄散外用治疗急性外阴溃疡22例［J］.陕西中医，2005，26（10）：1081.

［6］艾洁，李鑫.中药内服外用治疗前庭大腺炎50例［J］.中医外治法杂志，2011，20（4）：25.

［7］朱丹，叶秋英.自拟清热解毒汤治疗阴疮30例分析［J］.临床和实验医学杂志，2010，9（1）：70.

［8］侯爱贞.自拟苦参汤熏洗合如意金黄散（或膏）外敷治疗阴疮20例［J］.云南中医中药杂志，2010，31（12）：42-43.

［9］何文扬，陈芳娟.草薢渗湿汤为主治疗妇女阴蚀150例分析［J］.中医药学刊，2004，22（6）：1106.

（李新珍）

第六节 阴 痒

女性外阴及阴道瘙痒，甚或痒痛难忍，或伴有带下增多等症，称为"阴痒"，也称"阴门瘙痒"。阴痒是一个症状，常伴有带下异常，很多全身性、局部性的疾病均可发生。西医的外阴瘙痒、外阴炎、外阴白色病变出现阴痒时，均可参照本病治疗。西医认为，引起女性外阴瘙痒的原因，有来自寄生于阴道内的菌群，也有来自外界入侵的病原体。此外，还有过敏、雌激素水平低下、外阴营养不良等因素。西医治疗本病，是针对不同的病因对症用药，往往内服和外治相结合，近期止痒效果较好，但远期易复发。

中医认为，阴痒主要是感染湿、热、毒、虫邪，侵扰阴部，以及肝、肾、脾功能失调，或阴部肌肤失养所致。通过辨证论治，治病祛邪，调理机体，避免复发。中医将阴痒分实证、虚证。实证多为肝经湿热，湿虫滋生；治以泻肝清热，除湿止痒，解毒杀虫。虚证多为肝肾阴虚；治以调补肝肾，滋阴降火，养血止痒为主，采用内服与外治、整体与局部相结合进行治疗。鉴于本病发生的部位，更适合外治法治疗。该病的外治法在临床上有显效，最常用的有外阴熏蒸熏洗法、阴道纳药法、阴道冲洗法。

阴痒经积极治疗，并保持外阴部清洁卫生，多可治愈。但阴痒主要以湿邪为患，其病缠绵，反复发作，不易速愈，而且常并发月经不调、闭经、不孕、癥瘕等疾病，应予重视。部分患者因治疗不当，可发展成阴疮。因全身性疾病所致者，随原发病的进退，或愈或反复迁延日久。也有少数患者阴痒日久不愈，病情迁延，致使阴部长期失于滋养而转为恶证——外阴癌。

一、熏洗疗法

1. **适应证** 适用于实证和虚证外阴瘙痒者。

2. 操作方法　实证选《中医妇科学》1979 年版苦参汤加减，主要成分：苦参 30g，蛇床子 20g，百部 20g，川椒 15g，明矾 15g，黄柏 10g，连翘 10g，土茯苓 10g。虚证用自拟外洗方：淫羊藿 15g，赤芍 12g，蛇床子 15g，鹿衔草 15g，何首乌 15g，金银花 30g，当归 15g，百部 15g，蝉蜕 15g。临床上也常用熏洗验方：一枝黄花 30g，艾叶 15g，泽漆 15g，白鲜皮 15g，苦参 15g，花椒 10g，鸡血藤 30g，仙灵脾 30g，土荆皮 30g，野菊花 30g，冰片 1g（后下）。

临证运用上述诸方，经辨证选择其中之一，煎取汤液 1000～2000mL，趁热置于盆器内，患者先坐于盆器上熏蒸，药液蒸汽不可过烫，待药液温度降到37～40℃时，坐浸于药液中，每次 10～15 分钟，每日 2 次，7 天为 1 个疗程。坐浴后一般不需再用清水淋洗，用清洁毛巾擦干外阴即可。

3. 疗法特点　该法借助热力和药力的综合作用作用于肌肤，使皮肤毛孔开放，毛细血管扩张，血流加速，从而改善局部血液循环，加强药物吸收。

4. 注意事项

（1）凡阴道出血或患处溃烂出血、月经期禁用，妊娠期慎用。

（2）忌辛辣及含糖分高的食物。

（3）注意内裤的消毒，太阳下晾晒，性伴侣最好也同时治疗，家人之间浴具分开，以防交叉感染。

（4）熏蒸过程中防止局部皮肤烫伤；用药后观察局部皮肤，有无丘疹、奇痒或局部肿胀等过敏现象，一旦出现即停止用药，并将药物擦拭干净或清洗，遵医嘱内服或外用抗过敏药物。

（5）室温要适宜，身体暴露部位应注意保暖。

5. 临床应用　历代医家针对不同的病症，创立了诸多苦参汤。我们根据阴痒的辨证特点，选取了全国名医夏桂成老先生治疗外阴瘙痒的外用熏洗方，可治疗各种实证阴痒。我们的自拟方治疗虚证阴痒，并没有一味祛风止痒药或单纯清热燥湿药，而是以滋养和活血之品为主，通过增加外阴营养，提高代谢抗病能力，达到治疗目的。

赵丽莹自拟冰柏洗剂,主要组成:冰片、黄柏、百部、苦参、蛇床子、金银花、威灵仙,用免煎中药各1袋,开水冲开后熏洗外阴,1日1次。经临床实践,冰柏洗剂治疗小儿外阴阴道炎疗效确切,外洗方法简便安全。

王世兰中药熏洗治疗少女阴部瘙痒症,方药组成:黄柏、苦参各15g,蛇床子、地肤子各10g,蝉蜕、花椒各6g。将上药用凉水浸泡30分钟后烧开,文火煎煮20分钟,稍凉后先熏后洗,1日2次。治疗结果:一般熏洗4～6天后外阴瘙痒消失,局部皮肤恢复正常,疗效快而显著,治愈率100%。

张颖等将阴痒患者随机分为治疗组和对照组。治疗组用蛇床子、苦参、黄连、黄柏、紫草、川椒、土茯苓、生百部、艾叶、杏仁各40g,水煎熏洗10～30分钟。每晚1次,7天为1个疗程。对照组用洁尔阴洗液冲洗阴道,每天1次,7天为1个疗程。治疗组共治疗阴痒症100例,经2个疗程治疗后,总有效率达到93%,而对照组的总有效率为85%。

刘瑶等中药坐浴治疗阴道炎45例,用两层干净的大纱布将药物(蛇床子15g,土茯苓30g,苦参15g,黄柏15g,花椒6g,土荆皮15g,地肤子15g,白鲜皮15g,连翘12g等)包裹,凉水浸泡30分钟,取出纱布包,用药水先熏后洗,每天1剂,7天为1个疗程。2个疗程后,45例患者中治愈36例,有效5例,无效4例。

二、纳药疗法

1. 适应证 适用于肝经湿热和肝肾阴虚之外阴瘙痒。

2. 操作方法

(1)实证虚证均可选保妇康栓,配方来自上海科学技术出版社1979年版《中医妇科学》。外阴或阴道清洁处理后,将栓剂置入阴道后穹窿,每晚一粒,7

天为 1 个疗程。

（2）自拟加减苦参汤，主要成分：蛇床子、淫羊藿、刺蒺藜、地肤子、白鲜皮各 50g，生地黄、仙茅、苦参各 30g，随症加减。

将上方药物放入砂锅内，加水煎煮 20 分钟，药液煎至 2000mL 左右，留取 50mL 备用，其余倒入盆中，坐浴 15 ~ 20 分钟。1 天 1 次，7 天为 1 个疗程。坐浴后，用消毒棉球做成栓状，棉栓大小以卫生棉大小为宜，棉栓用线拴好，蘸取留下的备用液，睡前纳入阴道，次日晨起取出，连用 7 天。

3. 注意事项

（1）自煎外用药水，必须煮沸 20 分钟以上。

（2）治疗部位应常规清洁或消毒；塞药时带指套。

（3）盆腔炎急性期时，暂不阴道纳药。

（4）新产后宜慎用阴道纳药法，妊娠期注意用药禁忌，未婚女性、幼儿一般不用。

（5）阴道纳药治疗期间，禁止房事。

（6）临床上应用保妇康栓剂时，发现个别发热病例停药后症状自行消失，过敏体质者慎用；如遇天热，栓剂易变软，可在用药前将药放入冰箱冷冻 5 分钟。

4. 疗法特点　将药物制成栓剂、锭剂、胶囊剂、粉剂、膏剂等剂型，或用浸药棉球放入阴道内。该法能使药物在阴道内保留较长时间，药物与病灶部位长时间接触，充分发挥药物的作用。

5. 临床应用　保妇康栓是纯中药制剂，临床应用 20 多年，治疗各种阴痒症，行之有效。

陈丽梅用复方莪术油栓在月经后巩固治疗细菌性阴道炎，将 40 例患者随机分为两组：一组 20 例在阴道内睡前放置复方莪术油栓，每晚 1 枚，6 天为 1 个疗程，连用 2 个疗程，治疗期间禁止性生活，并于月经期后再巩固 1 个疗程；另一组 20 例则未用巩固疗程。结果：巩固治疗组总有效率为 95.0%，一般治疗组总有效率为 80%。结论：细菌性阴道炎在常规治疗结束后，应在月经后再用复方莪术油栓巩固治疗 1 个疗程，复发率低，用药简便价廉。

张一沛观察保妇康栓联合中药补肾清热利湿止痒方熏蒸治疗老年性阴道炎 200 例，随机分为治疗组和对照组各 100 例。治疗组于每晚睡前用补肾清热利湿止痒方 200mL 熏蒸外阴 20 分钟后，将保妇康栓制剂 1 枚，放入阴道深部，2 周为 1 个疗程；对照组每晚睡前将乙烯雌酚 0.25mg 配甲硝唑栓（200mg）1 枚一并放入阴道深部，2 周为 1 个疗程。结果：治疗组治愈率 89%，总有效率 95%；对照组治愈率 83%，总有效率 92%。治疗组临床效果明显优于对照组，且治疗组治疗前后对血中激素水平影响不大，临床疗效确切。

三、冲洗疗法

1. 适应证 阴痒，白带量多者。

2. 操作方法 药用自拟方药：蛇床子 20g，苦参 20g，黄连 6g，黄柏 15g，紫草 9g，川椒 6g，土茯苓 10g，生百部 10g，艾叶 6g。水煎浓缩至 100mL。用阴道冲洗器将药液送至阴道深部冲洗阴道，每次可冲洗 2 遍，每天 1 次，3 天为 1 个疗程。也可由医生用窥阴器扩张阴道后冲洗。

3. 注意事项

（1）月经期、妊娠期、未婚者禁用。

（2）盆腔有炎症者禁用。

（3）虽是实证，但带下不多者慎用。

（4）注意冲洗阴道次数，中病即止，不可过用，避免阴道菌群失调。

4. 疗法特点 该法可使药物直达病所，清除阴道内积存的秽液，清洁阴道，起到清热利湿、解毒消肿及杀虫、止痒、止带的作用。

5. 临床应用 该方药是笔者在临床上使用多年的经验方，对带下量多者，无论带下呈凝乳状还是泡沫状，冲洗阴道能明显消除患者外阴瘙痒症状，治标治本，疗效显著。如患者煎药不方便，可以使用免煎剂，但效果稍逊于水煎剂。临床上还有许多洗液，如蒲黄洗液、洁尔阴洗液、克痒舒洗液等，都可直接用于阴道冲洗。

桑海莉等自拟息痒 1 号治疗萎缩性阴道炎 116 例。自拟息痒 1 号组成：女贞子 20g，墨旱莲 15g，苦参 15g，黄柏 15g，蛇床子 15g，土茯苓 15g，白鲜皮 20g，金银花 15g，蒲公英 15g，马齿苋 15g，滑石 15g，地肤子 20g，椿根皮 15g。水煎后取液冲洗阴道，每次 100mL，每天 1 次，7 天为 1 个疗程，共治疗 2 个疗程。116 例患者中痊愈 70 例，显效 30 例，有效 2 例，无效 4 例，总有效率 96.55%。

王丽红外用中药治疗阴痒 76 例，作者自拟四个外用方治疗外阴瘙痒。1 号方治疗单纯性阴道炎偏于湿热下注型：生大黄 20g，黄柏 20g，苦参 20g，蛇床子 20g，花椒 10g，龙胆草 20g，紫草 30g，蒲公英 20g；2 号方治疗霉菌性阴道炎：路路通 20g，苍术 20g，苦参、海桐皮、土槿皮、生大黄、百部各 20g，白鲜皮 12g；3 号方治疗滴虫性阴道炎：苦参 30g，百部 15g，川椒 10g，蛇床子 30g，白头翁 30g，土茯苓 30g，鹤虱 20g；4 号方治疗外阴营养不良：何首乌 20g，白鲜皮 20g，生地 20g，熟地 20g，地肤子 20g，白芷 20g，肉苁蓉 20g。具体方法：用文火浓煎出药液 500mL，用纱布蘸药液，伸入阴道内擦洗，1 天 1 次，7 天为 1 个疗程。一般治疗 1 个疗程，巩固治疗 1 个疗程。治疗结果：显效 68 例，有效 6 例，无效 2 例，总有效率 97%。

参考文献

[1] 赵丽莹，孙丽平. 孙丽平教授运用清热燥湿解毒法治疗小儿外阴阴道炎经验分析 [J]. 中国中西医结合儿科学，2014，6（4）：310.

［2］王世兰.中药熏洗治疗少女阴部瘙痒症［J］.安徽中医学院学报，2003，5（1）：26.

［3］张颖，倪妮，鞠玫君，等.阴痒熏洗液治疗阴痒症100例观察［J］.中医中药，2008，5（31）：67.

［4］刘瑶，赵光宗.中药坐浴治疗阴道炎45例［J］.中国中医药现代远程教育，2013，11（14）：11–12.

［5］陈丽梅.复方莪术油栓月经后用药巩固治疗细菌性阴道炎疗效观察［J］.昆明医学院学报，2011，11（5）：150.

［6］张一沛.保妇康栓联合自拟中药方熏蒸治老年性阴道炎100例［J］.江西中医药，2013，44（4）：48–49.

［7］桑海莉，桑雨廷.自拟息痒1号治疗萎缩性阴道炎116例疗效观察［J］.云南中医中药杂志，2013，34（8）：38–39.

［8］王丽红.中药外用治疗阴痒76例疗效观察［J］.云南中医中药杂志，2014，35（10）：52.

（李新珍）

第七节 阴 挺

阴挺是指子宫从正常位置沿阴道下降，宫颈外口达坐骨棘水平以下，甚至子宫全部脱出于阴道口。根据检查时患者平卧用力向下屏气时子宫下降的程度，我国将子宫脱垂分为三度。Ⅰ度轻型：子宫颈外口距处女膜＜4cm，但未达处女膜缘；重型：宫颈外口已达处女膜缘，阴道口可见到宫颈。Ⅱ度轻型：子宫颈已脱出阴道口，但宫体仍在阴道内；重型：宫颈及部分宫体已脱出阴道口。Ⅲ度：子宫颈及宫体全部脱出阴道口外。

中医认为，子宫脱垂多与分娩损伤有关。产伤未复，中气不足；或肾气不固，带脉失约，提摄子宫无力均可致脱出。主要辨证为中气下陷型、肾气亏虚型及湿热下注型。西医认为，子宫脱垂与分娩损伤、长期腹压的增加、盆底组织发育不良或退行性变等有关。

有症状者，根据脱垂的程度，采用保守治疗或手术治疗。治疗方案应个体化，以安全、简单、有效为原则。Ⅰ度及Ⅱ度轻型患者首先考虑保守疗法，主要运用中医药治疗，或同时放置合适的子宫托；Ⅱ度重型及Ⅲ度患者保守治疗效果欠佳，以手术治疗为主。轻度子宫脱垂者，坚持盆底肌肉锻炼再结合中医药治疗，病情可好转。对于病情较重而又因身体虚弱不适宜手术治疗者，保守治疗根治较为不易。治疗期间或治疗后，若持重或过劳等，易致复发。中医药治疗阴挺（子宫脱垂）有独特的优势，除了补中益气汤、大补元煎等中药汤剂煎服外，还有中药穴位敷贴、熏洗、阴道纳药、针灸等中医外治法。其治疗费用低，不良反应少，可预防后期脱垂的加重，故临床易于实施运用。

一、贴敷疗法

1. 适应证 阴挺Ⅰ度、Ⅱ度的各种证型。

2. 操作方法

（1）经验方：①党参、桑寄生、杜仲、枳壳、蓖麻子各 30g，适用于肾虚型子宫脱垂；②五倍子 100g，蓖麻仁 20 粒。

（2）穴位：关元、神阙、百会、子宫等。

（3）用法：协助患者取舒适体位，患处下垫治疗垫，充分暴露敷药部位或穴位，注意保暖。将方①诸药研末，取醋适量，调成糊状，敷药局部做清洁处理，将调制好的药物平摊于棉垫上或纱布上，并在药物上加一大小相等的棉纸或纱布。将药物敷于患处或穴位，用胶布或绷带固定，每日 1 换，连用 5 ~ 7 日。方②五倍子先研末，再加入蓖麻仁，共捣成膏状，取适量敷于百会穴，纱布覆盖，胶布固定，每日 1 次，一般一周左右即愈。

3. 疗效特点 运用中药敷于患处或穴位，既有穴位刺激的作用，又能通过特定的药物吸收以发挥作用，即可发挥药物、腧穴的双重治疗作用而使疗效倍增。蓖麻仁味甘，性辛，有消肿、拔毒、润肠通便、升提和固脱之功效；党参、桑寄生、杜仲补中益气，补肾固脱。药物贴敷于关元、神阙、百会、子宫诸穴，使之通过刺激穴位能持续发挥补肾益气的作用。

4. 注意事项

（1）妊娠及哺乳期禁用。

（2）皮肤红肿破溃或局部皮肤过敏者禁用。用药后应观察局部皮肤有无丘疹、奇痒或局部肿胀等过敏现象，一旦出现即停止用药，并将药物擦拭或清洗干净。

5. 临床应用 中国中医药报报道了子宫脱垂中医诊疗技术中的两种中药方的穴位外敷：①杜仲、枳壳、蓖麻子（去壳）各 30g，共研细末，贮瓶备用。用时取药散适量，以食醋调和成膏状，贴敷脐中，外以纱布覆盖，胶布固定，每日换药一次。②升麻、黄芪、柴胡、党参各 10g，枳壳 15g，麝香 0.3g，以上方药除麝香另研外，余药共研细末，以食醋调和成膏状，备用。治疗时嘱患者平卧于床上，取麝香 0.15g，纳入脐中，再用药膏贴敷其上，外以纱布覆盖，胶布固定。每 3 天换药 1 次，10 次为 1 个疗程。

孟常才以蓖麻膏百会穴外敷治疗子宫脱垂 11 例，先针后灸百会、子宫（双），再后用蓖麻仁膏 8 钱外敷于百会穴上，3 天换 1 次，换前针灸，21 天为 1 个疗程。休息 7 天后再行第 2 个疗程，如果完成 3 个疗程后无效则判无效。结果：Ⅰ度脱垂 4 例全部治愈；Ⅱ度脱垂治愈 2 例，好转 1 例，1 例情况不明；Ⅲ度脱垂治愈、好转、无效各 1 例。

二、熏洗疗法

1. 适应证 阴挺Ⅰ度、Ⅱ度、Ⅲ度的各种证型。

2. 操作方法 外用熏洗方：麻黄 6g，炒枳壳 12g，透骨草 9g，五倍子 9g，小茴香 6g。子宫脱垂较重者，加桑寄生、升麻、金樱子；因摩擦破溃有分泌物者，加桑螵蛸、金银花、连翘、蒲公英等；兼见白带、阴痒者，加蛇床子、马鞭草、枯矾、清半夏、刺猬皮之类。上药布包，温水浸泡 15 分钟后，煎数沸。趁热先熏后洗，然后将子宫脱出部分轻轻还纳，卧床休息。患者取坐位，以热而不灼身，透而不伤皮为度。一般每日熏洗 30 分钟。

3. 疗效特点 运用中药熏洗，药物渗透吸收，以达温经通络、引经上行、收涩固脱的作用。

4. 注意事项

（1）过敏体质者慎用。

（2）患者月经期、阴道出血、盆腔患有急性炎症时禁忌熏洗。

5. 临床应用 何天有以核桃皮煎剂外洗治疗子宫脱垂 42 例。取生核桃皮 50g，水煎 2000mL 温洗，每次 20 分钟，早晚各 1 次，1 周为 1 个疗程。对Ⅱ度、

Ⅲ度子宫脱垂者，除用上法外洗外，均配补中益气汤水煎内服，并加土炒生核桃皮6g研细冲服，每日2次，1周为1个疗程。结果：痊愈27例，好转7例，无效8例，总有效率80.9%。

郑世章用乌梅外治子宫脱垂。取乌梅20g，水煎熏洗，每天2次，连用7天，治疗子宫脱垂效果颇佳。乌梅酸平，具有收敛固涩的作用。

三、纳药疗法

1. 适应证 阴挺Ⅰ度、Ⅱ度、Ⅲ度的各种证型。

2. 操作方法 患者取截石位，可由操作者戴上无菌手套将栓剂、片剂、丸剂直接放入后穹窿或紧贴宫颈。

3. 疗效特点 药物置于阴道局部，经黏膜、皮肤吸收，达到升阳举陷、提升子宫的作用。

4. 注意事项

（1）凡月经期或阴道出血时，停止上药。

（2）上药期间，禁止性生活。

（3）对于腐蚀性药物，只涂于宫颈病灶局部，不得涂于病灶以外的正常宫颈及阴道组织，以免造成不必要的损伤。

5. 临床应用 江西医学院第一附属医院冯也熙等以子宫丸治疗子宫脱垂。配方：乳香、蛇床子、硼砂、没药、儿茶、钟乳、雄黄、血竭、冰片、章丹、麝香、明矾等。取子宫丸放置于脱垂的子宫外口上，用食中两指抵着子宫丸并将子宫慢慢还纳，放丸后卧床休息，第二天正常活动。隔天放丸1次，6天为1个疗程。治疗10例患者中，仅1例无效，9例子宫均回缩，效果良好。

郭文辉、林挺嘉用老中医丁奇美的"阴挺丸"治疗子宫脱垂。配方：雄黄五钱，铜绿四钱，五味子五钱，白矾六两，桃仁去皮一两。各味研粉为末，制成蜜丸。将药丸放入后穹窿或膨出最严重的部分，每次可放 1～3 丸，14 日后药丸即可大部分被吸收，效果满意。

四、针刺疗法

1. 适应证 阴挺Ⅰ度、Ⅱ度、Ⅲ度的各种证型。

2. 操作方法

（1）体针：维胞穴（关元旁开 6 寸），进针后大幅度捻转，患者即有子宫收缩感；子宫穴，进针后向耻骨联合方向深刺，深度以患者感到阴部发酸上抽为感。若有膀胱膨出者，可针刺关元透曲骨，或横刺曲骨；直肠膨出者，可针刺提肛穴，以往上抽动感为度。气虚下陷，取气海、曲骨、维胞、子宫、足三里、中极穴；肾虚下脱，取关元、子宫、维胞、肾俞、三阴交穴；肝经湿热，取中极、子宫、带脉、大敦、阴陵泉穴。实证用泻法，虚证用补法或加温针。

（2）耳针：取子宫、交感、脾、肾、外生殖器穴，埋针或用磁珠贴，每日按压数次。

3. 疗效特点 针刺疗法可直接刺激经络系统，疏通脏腑，调理气机，以达到升阳举陷、提升子宫的作用。

4. 注意事项

（1）严格无菌操作，避免局部皮肤感染。

（2）局部皮肤破溃者，患处避免进针，避免浸水。

5. 临床应用 黄素贞在针灸治疗子宫脱垂 56 例临床疗效观察中，主穴取百会、子宫、中极，配穴取足三里、三阴交、关元、肾俞、气海、次髎、太溪、公孙。总有效率 96.43%。

彭明华运用针灸治疗子宫脱垂 68 例，取肾俞、次髎、环中、百会与提托穴；气海、关元、太溪、足三里、三阴交、公孙两组穴位交替使用。可以补中益气、升阳举陷、补肾填精、调和冲任，治愈率73.5%，总有效率82.3%。

王宛彭等在针灸并用治疗子宫脱垂70例临床研究中，针刺：子宫、气海、关元、百会、足三里、三阴交，灸治：神阙，总有效率91%。

五、艾灸疗法

1. 适应证 艾灸具有温经散寒功能，常用于肾虚、气虚型阴挺。

2. 操作方法

（1）嘱患者取平卧位，充分暴露穴位。

（2）施灸时，将艾条悬放在距离穴位一定高度，一般距离皮肤2～3cm，使患者局部有温热感而无灼痛为宜，每处灸10～15分钟，至皮肤出现红晕为度。或以生姜、盐、附子将艾炷与腧穴隔开进行施灸。

3. 疗效特点 是借灸火的热力给人体以温热性刺激，通过经络腧穴的作用，以达到防治疾病的目的。本法能温煦胞宫，温经通络，升阳举陷，从而提升子宫。

4. 注意事项

（1）防止艾火烧伤衣物或皮肤。

（2）实热证、阴虚发热者均不宜艾灸。

5. 临床应用 徐艳丽在中西医治疗盆腔脏器脱垂中，用灸法治疗气虚型及肾虚型子宫脱垂，取穴：百会、关元、气海、神阙、长强、三阴交、足三里、肾俞、中脘、曲骨、归来、照海，每次选3～5穴，每穴用中、小号艾炷温灸或隔姜灸3～4壮，约20分钟，每日或隔日1次，10次为1个疗程，疗程间隔5日，也可直接取会阴部，用圆锥式温捅灸器熏灸20分钟，每日1次，10次为1个疗程，效果颇佳。

参考文献

[1] 孟常才.蓖麻膏百会穴外敷治疗子宫脱垂11例 [J].新医学:1975（5）:270.

[2] 何有天,赵亦工.核桃皮煎剂外洗治疗子宫脱垂42例 [J].河北中医,1990,11（7）:307.

[3] 郑世章.乌梅外用善治子宫脱垂 [J].中医杂志,2002,43（9）:652.

[4] 冯也熙等.子宫丸治疗子宫脱垂10例的疗效观察 [J].江西中医药,1959（8）:21.

[5] 郭文辉,林挺嘉.中药阴挺丸治疗子宫脱垂 [J].上海中医药杂志,1960,27（4）:190.

[6] 黄素贞.针灸治疗子宫脱垂56例临床疗效观察 [J].中国医学创新,2010,7（12）:18.

[7] 彭明华.针灸治疗子宫脱垂68例 [J].上海针灸杂志,2001,20（5）:9.

[8] 王宛彭,刘红.针灸并用治疗子宫脱垂70例临床研究 [J].长春中医学院学报,2002,18（4）:26.

[9] 徐艳丽.中西医治疗盆腔脏器脱垂 [J].中外女性健康研究,2016（3）:100.

（王芳芳　于红娟）

第七章 妊娠及产后病

7

妊娠期间，发生与妊娠有关的疾病，称为"妊娠病"。由于妊娠后，阴血聚以养胎，部分孕妇机体处于阴血偏虚，阳气偏亢而出现诸多异乎未孕妇女的不适症状。妊娠用药总宜平和，大温、大热、大寒、破血之品及金石等明显有毒药物应慎用或禁用。外治法中的用药也应严格掌握适应证。因孕期用药极为谨慎，本书仅选临床较为常用的外治法治疗妊娠呕吐。

　　产妇在新产后至产褥期中所发生与分娩或产褥有关的疾病，称为"产后病"。产后病的发病机理主要有三方面：一是产时冲任受损，出血过多，以致亡血伤津，阴血不足；二是瘀血内阻，败血妄行，气机不利，血脉不畅；三是外感六淫或饮食房劳所伤。

　　因产伤出血，产妇元气受损，百脉空虚，故产后病有多虚的一面。产后瘀血易停滞子胞宫，往往有旧血不去，新血难以速生的状态，故又属实证的一面。

　　产后病的治疗原则，要注意多虚多瘀的特点，本着"勿拘于产后，勿忘于产后"的准则以扶正祛邪。虚则补之，实则攻之，寒温热清。尤其是虚中有实，实中有虚，更应权衡虚实之多寡。选方用药，必须照顾气血。开郁不过耗散，消导必兼益脾，寒不宜过用温燥，热不宜过用寒凉。外治各法应掌握适度，冲洗、熏洗及阴道内涂搽、纳药等法，均非产后及产褥期所宜。而中药熏蒸、艾灸、穴位敷贴诸法较适合产后体质。病情严重者，还应内外合治，以求速效。

第一节　妊娠恶阻

妊娠后出现恶心呕吐，头晕厌食，甚则食入即吐者，称为"恶阻"，也称"子病""病儿""阻病"等。本病是妊娠早期最常见的证候。而发生呕吐者，则有轻、中、重之分。轻度者，仅在晨起时出现恶心及流涎或轻度呕吐，但不影响正常生活；中度者，不限于晨间、饭后或闻异味后随时可吐；重度者，多持续性呕吐，可导致脱水及电解质紊乱。

现代医学认为，妊娠呕吐的发生多与激素的作用、胃肠道的输入冲动、肾上腺皮质功能低下、维生素缺乏等因素有关。有严重痛经者，剧吐发生率增高。

中医学认为，本病多由脾虚、肝热、痰湿等致使胃失和降，冲气上逆，而发为恶阻。如脾胃虚弱，或孕后饮食不节，损伤脾胃。而受孕之后，经血不泻，冲脉之气较盛，而冲脉隶属于阳明，冲气上逆犯胃；或肝经郁热，肝胃不和。受孕之后，阴血养胎，肝血更显不足，肝气并冲气上逆犯胃；或素有痰湿停蕴，或脾气虚弱，湿浊不化，痰湿停留，冲气夹痰湿上逆犯胃等原因，均可致胃失利降而为呕吐、恶心。

妊娠恶阻的诊断依赖于病史、症状及化验室检查。一般轻度者无需治疗，中度者可用中药或外治法，重度呕吐难以经口给药时则可采用外治法配合输液等。常用的外治方法有穴位贴敷、艾灸、针刺等。

一、贴敷疗法

（一）敷脐法

1. 适应证　妊娠恶阻之脾胃虚弱型。

2. 操作方法　半夏15g，砂仁3g，白蔻3g。将上药粉碎，过80目筛。另取老姜半斤，捣取汁一小杯，用生姜汁调和药末如糊状备用。药糊不宜过稀，以免流失。临用前，先用生姜片擦患者脐孔发热，再把药糊涂敷脐孔上，外用纱布、塑料纸覆盖，胶布固定，每天用药 1 次，3 次为 1 个疗程。

3. 疗法特点 脐又名神阙穴，内及脾胃，为任脉所主，系连胞宫，与任督脉相表里，又为冲脉循行之地。因任、督、冲三经气相通，内连十二经、五脏六腑、四肢百骸，故用中药敷脐可使药物作用在热力作用下，通过脐部直达病所，达到和胃降逆止吐之效用。

4. 注意事项

（1）做好意念引导，增强患者的治疗信心，起到镇静安神、疏通经络的作用。

（2）饮食易消化，富含营养，少食多餐。

（3）患者取仰卧位，贴敷时需暴露脐部，应注意保暖，避免受凉。

（4）敷药随调随用，勤换药。

（5）注意用药反应，患者出现局部皮肤发痒、有灼热感时，可缩短敷药时间，严重者停用。

5. 临床应用

李荣香以丁香粉、半夏粉、生姜汁按比例调成稀糊状，再用文火熬成膏状，待其温度降至 40℃ 左右时敷脐。治疗妊娠呕吐 50 例，效果满意。

（二）敷内关法

1. 适应证 妊娠恶阻之脾胃虚弱型。

2. 操作方法 将前臂放一平坦处，用 75% 酒精反复涂擦内关穴，以皮肤发红，触之有温热感为宜；再用艾条雀啄灸约 5 分钟（以皮肤承受热力为准），后将姜片或捣烂之姜泥外敷内关穴 20 分钟，每日 1 次，10 日为 1 个疗程。若该处有瘢痕不宜灸者，则可用塑料纸敷盖姜片或姜泥后，以绷带外固定，用热水袋热敷，水温以 80℃ ~ 100℃ 为宜，并用姜汁滴舌尖。

3. 疗法特点 内关穴为手厥阴心包经之穴，具有理气降逆、安心养神、镇静止痛之功效。生姜性辛微温，入肺脾胃经，降逆止呕，散烦闷，开胃气。生姜外敷内关穴止呕之效明显，且简便易行，实用性强。

4. 注意事项

（1）配合健康教育指导，帮助患者树立信心，配合治疗。

（2）外敷药物要捣烂、碾细、拌匀，敷药后加强观察，注意有无水肿、过敏等现象，以免出现水疱、皮肤破损、细菌感染，使病情加重的不良后果。如皮肤易起丘疹、水疱的患者，慎用外敷疗法。

（3）注意调好药物干湿程度，以便不易流出、易于黏着为度。若药物变干，则应随时更换，或加调和剂调匀后再敷上。

（4）敷药尽量对准穴位，要清洁敷药部位皮肤，以利药物发挥功效，皮肤感染者忌用。

（5）某些药物一旦引起局部皮肤的灼热、焮红、瘙痒、起疹、发泡时，及时停止用药或更换药物，对症处理。

5. 临床应用　曾苑红采用中药穴位外敷治疗妊娠呕吐，取春砂仁20g，烘干，研碾成细粉，将细药末与蜜糖调为膏状，敷于天突穴及双内关穴，固定敷贴，每日换药1次，7天为1个疗程，治疗后均可止吐。

（三）穴位贴敷联合耳穴埋豆

1. 适应证　妊娠恶阻之脾胃虚弱型、肝胃不和型。

2. 操作方法

（1）穴位敷贴：取公丁香、砂仁、半夏各20g研磨成粉，用姜汁调成糊状后，以文火熬成膏状，分别敷于中脘、神阙、双侧足三里及内关，每天更换1次。

（2）耳穴埋豆：取双侧耳穴膈、神门、肾、脾、胃、肝，用王不留行籽1粒分别贴压于上述耳穴，早、中、晚各按压1次，每次15分钟，2天更换1次。用药疗程为 7 天，治疗 1 ~ 2 个疗程。

3. 疗法特点　穴位贴敷是依据经络学说选取穴位贴敷药物，起到刺激腧穴和药物在局部吸收，发挥药理作用。贴压耳穴，刺激耳郭上的相应穴位，通过经络传导，调和脏腑阴阳，疏通经络，从而达到治病的目的。

4. 注意事项

（1）餐前 30 分钟敷贴，贴前应清洁双手，按摩耳郭、耳垂至发红发热，探查耳穴，选择阳性反应点进行贴敷。

（2）如有药籽脱落，则重新选穴进行贴压按摩，每天揉压耳穴。

5. 临床应用　邵光等以穴位贴敷联合耳穴埋豆治疗妊娠呕吐 80 例进行临床观察，取得较好的临床疗效，与单纯输液的对照组相比，痊愈率与显效率分别为 45.0% 和 40%。优于对照组。

张春平在辨证论治的基础上，以中药穴位贴敷联合耳穴埋豆对 76 例妊娠剧吐患者进行治疗。除耳穴贴压外，将药物研成细末，用生姜、酒等汁调成糊状直接贴敷穴位，能有效缓解患者恶心、呕吐等临床症状，增强患者的食欲，凸显中医外治法的优势与特色。

张丽苹观察住院的 88 例妊娠呕吐的孕妇，采用双侧耳穴（胃、脾、交感）埋豆按压，联合茱萸调生姜汁双侧内关穴贴敷。结果：观察组的呕吐发生率降低。

二、针刺疗法

1. 适应证　妊娠恶阻之脾胃虚弱或肝胃不和型或痰浊型。

2. 操作方法　取穴：脾胃虚弱型取足三里、太冲，配中脘、内关；肝胃不和型取太冲、足三里，配阳陵泉；痰浊型取丰隆、足三里，配内关。

针法：脾胃虚弱者均用补法；肝热者太冲平补平泻，足三里补法，阳陵泉平补平泻法；痰浊者丰隆平补平泻，足三里补法，内关补法。一般留针 30 ~ 40 分钟，中间行针2～3次。每日针刺2次，间隔6～8小时，病情缓解后改为每日1次。

3. 疗法特点 妊娠呕吐主要是冲脉之气上逆，胃失和降所致。治以调气和中，降逆止吐。针刺法可调整全身经络脏腑的功能，促进消化腺分泌和排泄，具有增强胃肠功能及保护胃黏膜作用。主穴取任脉和足阳明胃经之穴位，能补虚泻实、调和阴阳、和胃降逆。

4. 注意事项 避免下腹部取穴，减少对下腹部的局部刺激，减少患者的顾虑和流产的发生；配合休息、心理疏导、流质饮食或禁食，严重者可配合每日输液。

5. 临床应用 刘瑞荣等针刺加穴位注射治疗顽固性妊娠呕吐32例。针刺中脘、上脘、下脘、足三里、丰隆、中封、内关、百会、四神聪等穴位，加双侧内关穴位注射维生素B_1，每日1次，3天为1个疗程。治疗结果：32例患者中，痊愈9例，占28.13%，总有效率100%。

金丽华等以毫针针刺联合西医对症支持疗法治疗顽固性妊娠剧吐20例。在采用对症支持疗法，包括卧床休息、心理疏导、流质饮食或禁食、每日补充液体总量3000mL等治疗的基础上，用毫针针刺内关（双侧）、足三里（双侧）、中脘、建里、下脘，采用平补平泻法，每日1次，每次30分钟，连续治疗5天。结果：治疗组临床疗效总有效率、尿酮体转阴率均高于仅采用支持疗法治疗的对照组，妊娠终止率低于对照组。结论：毫针针刺联合西医对症支持疗法治疗顽固性妊娠剧吐疗效良好，能明显改善患者临床症状、缩短住院时间。

三、艾灸疗法

1. 适应证 妊娠恶阻之脾胃虚弱型。

2. 操作方法

（1）取主穴：中脘、足三里（双）、肝俞（双）、太冲（双），以艾条悬灸，每日2次，以皮肤潮红为度。

（2）取主穴：三阴交、关元。配穴：足三里、太冲。患者仰卧，将艾条的一端点燃，对准三阴交，距离2cm左右，艾灸5～10分钟，以皮肤出现红晕为度。然后灸关元，方法同上，时间略短，以局部感觉温热为度，每日1次。

（3）取内关、足三里穴，穴位按压加灸。嘱患者仰卧，双手掌向上，双臂伸直，双腿平伸。先按压足三里、内关穴各3～5分钟，再取长3cm的艾段，点燃后放入火龙罐（艾灸器）内分别置于穴位上灸，使局部有温热感。（图7-1）

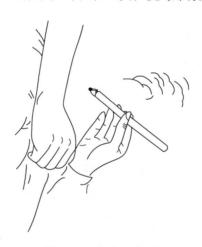

图7-1 艾灸示意图

3. 疗法特点 灸法能温肾益气，助肾水生以化润于五脏，滋水涵木以化肝之迫索，从而解决了引起妊娠呕吐的根本问题。穴位按压又称"指针"，即以指代针，既可达到穴位刺激的作用，又避免了患者惧怕针刺的心理。内关穴所属的经络是心包经，通于任脉，会于阴维，是八脉交会穴之一，能够调脾胃，降冲脉及胃中上逆之气，具有通经、止吐、安神的功效；足三里穴为足阳明胃经之合穴和下合穴，主治脾胃病，能强健脾胃、调和气血、降逆止呕，还有强壮保健、扶正培本作用。艾灸内关、足三里穴可调理脾胃，理通胃气，增强胃肠功能，促进胃肠排空，从而达到缓解和消除症状的目的。

4. 注意事项

（1）操作前向患者及家属解释操作目的及注意事项，以取得患者的配合。

（2）病室环境保持安静舒适、温度适宜，冬天注意保暖。

（3）取穴要准确，施灸过程中加强责任心，勤巡视，观察艾灸部位皮肤情况，询问患者艾灸温度是否适中，局部皮肤有无灼痛感。及时调整高度，弹掉艾灰，以防烫伤。操作过程中患者主诉不适或发现患者生命体征不稳定时，立即停止操作，对症处理。

（4）因灸疗温经活络作用较强，灸腰骶、腹部可能会导致流产，故对孕妇腰骶部及腹部施灸应特别注意。

5. 临床应用 范永军等以艾灸法治疗妊娠呕吐 151 例，取三阴交、关元为主穴，足三里、太冲为配穴。脾胃虚弱型加灸足三里（双），肝胃不和者加灸太冲（双），方法同灸三阴交。痊愈率为 96.7%。

王仙等以艾条灸法联合心理干预治疗妊娠剧吐。选取内关穴和足三里穴，给予艾灸法治疗。结果显示，对照组单纯心理干预治疗总有效率为 90%，观察组实施心理干预联合艾灸，治疗总有效率为 95%，且住院时间较对照组缩短，差异均有统计学意义。

四、足部按摩

1. 适应证 妊娠呕吐之脾胃虚弱，胃失和降。

2. 操作方法

（1）用拇指按揉足部冲阳、太白穴各 10 分钟，每日 1 ~ 3 次。

（2）可选择足部胃、肝脏、生殖腺、甲状腺反射区各轻揉 3 ~ 5 分钟，每日

1 ~ 2 次。也可选择足部腹腔神经丛、肾脏、输尿管、膀胱、肾上腺反射区各轻揉 3 分钟，每日 1 ~ 2 次。

（3）揉按足部内庭穴 10 分钟左右。

（4）按压足部厉兑、隐白两穴 10 ~ 25 分钟。

对于症状严重者，可配合按摩治疗。在足部按摩治疗的同时，可揉按商阳穴 3 ~ 5 分钟，每日 1 次。或用手指按压百会穴 3 ~ 5 分钟，每日 2 ~ 3 次。

3. 疗法特点 通过刺激足部的有关反射区和穴位，来调理脾胃功能，使脾气得升，胃气得降，以达到和胃降逆止呕的效果；按摩甲状腺反射区，可促进甲状腺分泌甲状腺激素，促进新陈代谢，加速体内糖、脂肪和蛋白质的分解氧化过程，促进生长发育；按摩腹腔神经丛反射区，可在大脑的支配下，协调腹腔内脏器的活动。孕妇按摩肾反射区，既助孕妇孕育，又助胎儿生长；按摩肾上腺反射区，可促进肾上腺分泌肾上腺素和肾上腺皮质激素，促进生长发育和生殖等。按摩输尿管、膀胱反射区，能促进人体水液的代谢，促进溶解在水中的有毒物质的排出。

4. 注意事项 夏季如使用风扇时，按摩时应注意避免直接吹到双脚；按摩后半小时内，宜饮温水 300mL；足部有外伤、脓肿时，应避开患处。

5. 临床应用

郭翔以足部按摩治疗妊娠呕吐，通过刺激足部的有关反射区和穴位，来调理脾胃功能，使脾气得升，胃气得降，以达到和胃降逆止呕的效果，78 例患者全部治愈，疗程最短的 2 天，最长的 15 天。

参考文献

［1］谭支绍.中医药物贴脐疗法［M］.南宁：广西科学技术出版社，1989.

［2］李荣香.中药敷脐治疗妊娠呕吐［J］.中国社区医师，2005，7（115）：69.

［3］李红.生姜外敷内关穴治疗妊娠呕吐20例［J］.实用中医药杂志，2003，19（3）：146.

［4］曾苑红.春砂仁敷穴止妊娠呕吐8例［J］.中国医疗前沿，2010,5（15）：73.

［5］邵光，胡春玲，范丽梅.穴位贴敷联合耳穴埋豆治疗妊娠呕吐的临床观察［J］.深圳中西医结合杂志，2015，25（23）：43.

［6］张春平.中药穴位贴敷联合耳穴贴压辨治妊娠剧吐的临床研究［J］.新中医，2015，47（2）：203.

［7］张丽苹.穴位贴敷联合耳穴压豆治疗妊娠呕吐的临床护理［J］.World Lalest Medicine Information（Electronic Version），2016 V01.16.NO.01：236.

［8］刘瑞荣.针刺加穴位注射治疗顽固性妊娠呕吐32例［J］.中国民间疗法，2012，20（7）：29.

［9］金丽华，胡德新.毫针针刺联合对症支持疗法治疗顽固性妊娠剧吐20例［J］.中医杂志，2014，55（11）：939.

［10］范永军，朱明朗，富春风.艾灸治疗妊娠呕吐疗效观察［J］.中国针灸，1995，11（1）：11.

［11］王仙，姜云，胡月.艾条灸法联合心理干预治疗妊娠剧吐的效果观察［J］.护理与康复，2015，14（3）：279-280

［12］郭翔.足部按摩治疗妊娠呕78例临床观察［J］.中国中医药科技，2004，11（4）：195.

（陆　勤）

第二节　乳　痈

乳痈是由热毒入侵乳房而引起的急性化脓性疾病，相当于西医的"急性化脓性乳腺炎"。临床表现为乳房局部结块，红肿热痛，并有恶寒发热等全身症状。多发生于产后的哺乳期妇女，其中尤以初产妇最为多见。

关于本病的发生，中医多认为与乳汁郁积、肝郁胃热以及感受外邪密切相关，现代医学认为与乳汁郁积、细菌感染（以金黄色葡萄球菌感染为主，其次为链球菌等革兰阳性球菌）有关。

目前对于乳痈的治疗，西医的主要手段为广谱抗菌、解热镇痛、减轻炎症，如脓肿形成，则穿刺抽脓后注入抗生素或切开引流。抗生素多选用青霉素类、头孢类。因本病多发生在哺乳期妇女，抗生素的毒副作用令患者和家属担忧，并且抗生素对单纯由乳汁郁积引起者基本无效。中医药外治对本病的病情控制及症状改善发挥了很大的作用，治疗此病疗效好、周期短、副作用小。其中外治方法主要包括中药熏蒸、穴位敷贴、中药塞鼻、推拿手法、中药外敷、针刺、艾灸、刮痧等。两种外治法联合应用，可以互相弥补不足，以进一步提高疗效。

一、熏蒸疗法

1. 适应证　乳痈初起或已成脓。

2. 操作方法　采用南京市中西医结合医院妇产科经验方乳腺炎熏蒸方：蒲公英30g，金银花15g，醋柴胡15g，赤芍30g，紫花地丁30g，红花5g。取200mL浸液，加入中药熏蒸仪加热，产生中药蒸汽后对患侧乳房进行熏蒸，蒸汽喷头距离乳房25cm，每天2次，每次20分钟，3天为1个疗程。乳痈初起者，熏蒸同时配合按摩、排空乳房，效果更佳。

3. 疗法特点　经熏蒸仪加热雾化作用于局部，使热力与中药发挥协同作用，中药药剂定向透皮吸收。具有改善局部血液循环，增加供氧量，达到开泄腠理、温通经脉、活血祛瘀等作用。由于药物直接通过皮肤吸收，药效直达病所，故疗效显著，且不影响哺乳。

4. 注意事项　熏蒸的房间不可密闭；饥饿、吃饭前后半小时内、过度疲劳或伴有心脑血管病变者不宜熏蒸；注意熏蒸距离、温度、时间的控制，避免烫伤及晕倒。注意保护患者的衣物，避免打湿。

5. 临床应用　南京市中西医结合医院妇产科经验方乳腺炎熏蒸方临床运用已有 10 年，临床效果显著。2013 年，我科将此方法申报课题已结题。

王芳芳等中药内外合治产后乳痈初起 98 例，总有效率 97.96%。

二、贴敷疗法

（一）局部贴敷

1. 适应证　乳痈初起及成脓期。

2. 操作方法　用加味金芙膏（南京市中西医结合医院院内制剂，批准文号：苏药制字 Z04001259。主要成分：姜黄、大黄、芙蓉叶等）或将采集的新鲜木芙蓉叶（嫩叶为佳）、凤尾草、蒲公英各等分，用清水洗净、切段，置容器中，再加入少许冰片、制大黄粉（用生石灰将生大黄微火炒至橘红色研末）共同拌匀，捣碎如泥状。协助患者取舒适体位（坐位或卧位），充分暴露病灶部位，注意保暖。清洁皮肤，观察皮肤有无破溃，询问患者的感受。根据红肿大小确定敷药面积，可取大小合适的敷料正确摊药，做到均匀、厚薄适中，不污染他物，敷药部位准确，敷药面积适中。随时观察患者病情变化，询问患者感受。包扎：胶布固定，范围大的用绷带缠绕，松紧适宜。每日 1 次，如病情较重，可每日 2 次，3天为 1 个疗程。

3. 疗法特点　乳痈，多由火毒与积乳互结乳络而成，故用清热解毒、消肿止痛、活血排脓等中草药直接外敷患处，有利于机体吸收，使热毒得祛，瘀滞得解，则病得痊愈。同时该法减少了药物的毒副作用，亦可避免胃肠道与肝脏对药物的首过效应，从而提高药物的利用度。

4. 注意事项 使用前先用温水清洗局部皮肤，用干毛巾擦干后敷药。注意皮肤有无破溃，破溃者禁用。用药后观察局部皮肤，如有丘疹、奇痒或局部肿胀等过敏现象时，停止用药，并将药物擦拭或清洗干净。

5. 临床应用 南京市中西医结合医院妇产科自 1999 年起，临床应用加味金芙膏治疗急性乳腺炎、前庭大腺脓肿等，有明显的消肿止痛功能，疗效显著，临床安全可靠，无明显毒副作用。

尹剑平采用中草药外敷治疗多例乳痛患者，均取得显著的疗效。方药组成新鲜木芙蓉叶、凤尾草、蒲公英、冰片、制大黄。先将采集的新鲜木芙蓉叶（嫩叶为佳）、凤尾草、蒲公英各等分，用清水洗净、切段，置容器中，再加入少许冰片、制大黄粉（用生石灰将生大黄微火炒至橘红色研末），共同拌匀捣碎如泥状，将药泥均匀地敷于整个乳房上，用消毒纱布和绷带固定。每日 1 次，如病情较重，可换药 1 次。一般病例的红肿热痛等症均在敷药当天明显减轻，3～7 天后，轻者便可痊愈；病情较重者，在半月左右亦可治愈。

蔡文科、史璋英用鲜蒲公英治疗急性乳腺炎 20 例。取鲜蒲公英 160g，洗净煎服，每日分 4 次服下，连服 3 日。另取鲜蒲公英 400g，用水洗净后，用冷开水浸泡 10 分钟，加两只鸡蛋清混合捣烂，渣和汁一起搅拌摊在消毒纱布上，外敷乳腺炎病灶处，每日外敷 4 次，连续 3 日，疗效良好。

（二）穴位敷贴

1. 适应证 乳痛局部以肿痛为主要症状，按之发硬，压痛明显者。

2. 操作方法

（1）穴位：膺窗、梁丘、足三里、丰隆、天池、内关、期门、肩井、膈俞及病灶局部。

（2）处方：吴茱萸、五倍子、公丁香、灵磁石、白芥子各等分，冰片或麝香少许。

各药分别研成细末过筛取粉，混匀后加入冰片或麝香，再调以油膏制成黄豆粒大小之药丸，选定穴位，用酒精或温开水擦净取穴部位的皮肤，然后将药丸置于四分之一伤湿膏中央，敷于穴位上，使药丸和皮肤接触，松紧适中，每天换药1次，5次为1个疗程。

3. 疗法特点 穴位敷贴疗法既有穴位刺激作用，又通过皮肤对药物吸收发挥药理作用，因而发挥了双重作用。一般乳痈多发于青年女性，多有畏针心理，以穴位贴敷治疗替代，患者易于接受。

4. 注意事项

（1）使用前，先用温水清洗局部皮肤，用干毛巾擦干后敷药。

（2）敷贴部位严格消毒，皮肤破溃或红肿处慎用。

（3）注意敷贴物的温度，避免因膏药过凉而粘贴不牢或因过热而烫伤皮肤。

5. 临床应用 周春辉用代针丸敷贴穴位治疗急性乳腺炎44例。方用吴茱萸、五倍子、公丁香、灵磁石、白芥子各等分，冰片或麝香少许。以上各药分别制成黄豆粒大小之药丸敷贴膺窗、梁丘、足三里、丰隆、天池、内关、期门、肩井、膈腧及病灶局部。每日换药1次，5次为1个疗程，疗效显著。

三、嗅鼻疗法

1. 适应证 乳痈初起，特别是积乳期、脓肿尚未形成时。

2. 操作方法 将干皂角（去皮和仁）与王不留行分别研极细末，过

120目筛，取等量药末，用黄酒或米酒调湿，再用一层纱布包成大小约 1cm×1cm×1cm 的长圆形小药包（根据鼻孔的大小，可酌情增大或缩小），塞在患乳同侧鼻孔内，10～12 小时后取出，每天 1 次。如为双侧，则两鼻孔交替塞。

3. 疗法特点 部分患者在塞鼻后觉乳房内有轻微的阵阵收缩感，乳头流乳增多，推测其治疗机制可能是通畅乳汁，故对早期特别是积乳期脓肿尚未形成时效果最佳，患者使用方便。

4. 注意事项 皂角粉对鼻黏膜有刺激性，不可用干皂角粉包裹直接塞鼻，否则可引起患者连续喷嚏。用低度的黄酒调湿后，可减少这一副作用。部分患者在塞鼻后觉鼻孔内有轻微的辛辣刺激感，类似感冒样鼻流清涕，不需特殊处理，停药两天左右均可恢复正常。

5. 临床应用 张时礼用中药王不留行和皂角塞鼻治疗哺乳期急性乳腺炎 87 例，取得了较好的疗效。

程亚群运用天葵子鼻塞疗法治疗乳痈。天葵子洗净，捣烂，用消毒全棉纱布包裹，大小以能塞进鼻为宜。左乳患病，塞右鼻孔；右乳患病，塞左鼻孔。每 5～6 小时换药 1 次。一般 24 小时见效，3～4 天痊愈。取天葵子清热消痈及发散之性，通过鼻黏膜吸收，可达到治疗乳痈的目的。

四、针刺疗法

1. 适应证 乳痈初期，无切开排脓指征者。

2. 操作方法

（1）取穴：以循经远端取穴为主，取患侧的手太阴肺经的络穴列缺，足阳明胃经的下合穴足三里。

（2）方法：列缺向上斜刺 1.2～1.8 寸，得气后小幅度提插捻转，使针感向上端传导，为获得满意针感，可配合循法，使其直达病所；足三里直刺 1.8～2.2

寸，手法同列缺。留针 40～60 分钟，每隔 10～15 分钟行针 1 次，每日 1 次。病程超过 3 天或疼痛明显者，可配用梁丘、天宗、膻中。针灸治疗留针 20 分钟左右，乳汁则可慢慢溢出，随着留针时间的延长，乳汁会逐渐增多。此时可嘱患者轻揪乳头数次，以疏通乳头的乳络，有利于乳汁的排泄，随后局部肿胀疼痛减轻，积块缩小或消失。

（3）于腕部掌侧面，腕横纹上两横指，掌长肌腱和桡侧腕屈肌腱之间取腕踝针穴，单侧患病取同侧穴，双侧患病取双侧穴。于前正中线平第四肋间隙取膻中穴，局部常规消毒后，用 29 号 1.5 寸毫针，均向上平刺 1 寸，其中腕踝针以皮下推进针无阻力、针下有松软感为行针之最关键，当针尖通过皮肤后，即将放平，紧贴皮肤表面，沿直线在皮肤表浅下进针，要求不引起酸、麻、胀、痛感觉，否则要调整进针方向和深浅度；膻中穴以得气为佳，平补平泻，留针。所有病例配合病变局部清艾条悬灸 20 分钟，每天治疗 1 次。

3. 疗法特点　针刺治疗乳痈，具有疏经通络、消瘀散结的作用，不影响产妇哺乳。腕踝针疗法是在腕踝部特定刺激点皮下进行针刺的治疗方法，操作时不要求有酸、麻、胀、痛的针感，为无痛疗法，具有简便快捷和阻断效应等特点。。

4. 注意事项

（1）过于疲劳、精神高度紧张、饥饿者不宜针刺。

（2）有出血性疾病，或常有自发性出血者，不宜针刺。

（3）皮肤感染、溃疡、瘢痕部位不予针刺。

（4）腕踝针以皮下推进，针无阻力、针下有松软感为行针之最关键。当针尖通过皮肤后，即放平，紧贴皮肤表面，沿皮肤表浅下直线进针，要求不引起酸、麻、胀、痛感觉，否则要调整进针方向和深浅度。

5. 临床应用　李杰、程静应用针刺及护理指导治疗乳痈初期患者 40 例。治疗组毫针针刺，取内关（双侧）、足三里（双侧）、中脘、建里、下脘，采用平补平泻法，每日1次，每次30分钟；对照组采用西医对症支持疗法，包括卧床休息、心理疏导、流质饮食或禁食，每日补充液体总量3000mL。两组均连续治疗5天。结果：治疗组患者临床疗效总有效率、妊娠终止率、尿酮体转阴率分别为90%、10%、90%，对照组分别为55%、45%、65%。治疗组总有效率、尿酮体转阴率均高于对照组，妊娠终止率低于对照组（$P < 0.05$）；治疗组住院时间为（6.40 ± 2.39）天，明显短于对照组的（11.35 ± 3.89）天（$P < 0.01$）。结论：毫针针刺联合西医对症支持疗法治疗顽固性妊娠剧吐疗效良好，能明显改善患者临床症状，缩短住院时间。

五、艾灸疗法

1. 适应证 急性乳痈的瘀乳期，均有不同程度的乳房结块、皮肤红热、乳房肿胀疼痛、乳汁不畅。

2. 操作方法 取穴膻中、乳根、阿是穴、少泽。点燃艾条，距穴位1寸左右灸烤，以患者感觉温热为宜，灸后皮肤发红，并同时按摩局部。上述穴位各灸5～10分钟，每日灸2次。发热者可取少商，用三棱针放血。治疗同时将瘀乳吸出。

3. 疗法特点 艾灸治疗主要在患处穴位，使乳腺毛细血管扩张，加速血液循环，乳腺得到通理，瘀滞肿胀得以消除，使乳汁排泌通畅而病愈。

4. 注意事项

（1）灸后当天需避风寒。

（2）大饥大饱、劳累醉酒、情绪不宁时不宜施灸。

（3）施灸后，可出现发热、口渴、上火、皮肤瘙痒，有的会起红疹、水疱、疲倦、便秘、尿黄、出汗、牙痛、耳鸣、阴道不规则流血、全身不适等现象，一般不要惊慌。继续艾灸，这些症状就会消失。这个时候可以艾灸足三里引火下行，还可以多喝水，必要时停灸或隔天艾灸，这些症状很快就会消失。若症状持续，可至医院专科处理。

5. 临床应用 袁菲艾灸治疗急性乳痈（取穴膻中、乳根、阿是穴、少泽）50例，平均治疗3～10天。其中8例治疗1次则体温下降，25例治疗3次则体温降至正常，乳腺肿胀减轻，乳房结块变软。10例加用抗生素治疗。总有效率100%。

六、推拿手法

1. 适应证 乳房胀痛，乳汁排出少；出现肿块或硬结，质韧、界清、活动、按之胀痛；乳房局部无红肿，皮温正常；全身无畏寒或发热，或相应腋区淋巴结无肿大；乳腺B超诊断无化脓征象。

2. 操作方法 采用五步推拿法，每次推拿20分钟。

（1）按揉经穴：按揉胫骨外侧胃经循行部位及小腿内侧三阴交，点按乳房局部的膻中、膺窗及乳根穴，均为5分钟。

（2）拿肩井：拇指放于肩后部肩胛冈上方，其余4指放于缺盆穴上方，拇指与4指对称用力，作连贯的捏揉动作3分钟。

（3）局部推拿：拿胸大肌及整个乳房，掌根环形按揉乳房基底部5分钟。

（4）伸展乳头：乳头上下左右4个方向慢慢地向外方拉开，牵拉乳晕皮肤及皮下组织，使乳头向外突出，再提拉乳头2分钟。

（5）推挤排乳：用推挤的手法从乳房根部向乳头方向，使乳汁排出5分钟，3天为1个疗程。

3. 疗法特点 推拿手法作用于人体特定部位和穴位，按经络走行改善经络功能，调节卫气营血并通过经络传导作用调整脏腑组织、器官功能，从而扶正气、祛邪气。无创伤，简便易行，对母乳喂养无影响。

4. 注意事项

（1）注意体位选择，一般选择坐位。

（2）手法操作宜轻柔，乳房局部尤其疼痛部位的推拿宜使用润滑剂。

（3）已化脓者，禁止推拿。

5. 临床应用　郑娟娟等采用自拟的"五步推拿法"对 55 例外吹乳痛初起患者进行推拿治疗。治疗后疼痛、结块及伴随的主要症状积分均较治疗前明显降低，前后分数差值有统计学意义。推拿对疼痛的治疗及对结块和主症的治疗均有明显效果。结论："五步推拿法"能明显减少外吹乳痛初起患者的疼痛，改善或治愈患者的结块及相应的伴随症状。

七、刮痧疗法

1. 适应证　乳痛初起，排除已化脓乳腺炎、乳腺肿瘤及炎性乳癌的可能。

2. 操作方法　患乳予金黄膏、甘油均匀涂擦为介质，采用面刮法，即刮拭时刮板的三分之一边缘接触皮肤，刮板向刮拭方向倾斜 45°，利用腕力顺时针或逆时针依次由乳房四周向乳晕区中心刮拭，重点刮肿块硬结区域，肿块处结合推揉挤通手法按摩；同时取双侧天宗、肩井、肝俞、胃俞。肩井穴由内向外刮，天宗、肝俞、胃俞均由上而下刮，结合点揉法。上述每次治疗时间 30 分钟为 1 个疗程，次日复诊应根据患者局部结块及疼痛情况而定，必要时可重复 1 ~ 2 个疗程。（图 7-2）

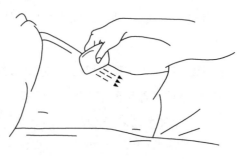

图 7-2　刮痧示意图

3. 疗法特点 刮痧疗法具有活血化瘀、舒筋通络等功效，根据中医经络学说，肝经"布胁肋"，胃经"从缺盆下乳廉"，"经络所过，主治所及"，天宗、肩井为治疗乳痈要穴。因此，刮痧上述经穴可解除局部经络气血瘀滞症状，迅速缓解疼痛，促使肿块消散，且不影响哺乳。

4. 注意事项

（1）刮痧治疗时，室内宜安静温暖，避风寒。

（2）过度饥饱、过度疲劳及有接触性皮肤传染病时，不可刮痧。

（3）刮痧治疗结束后，应饮 1 杯热水以补充体内消耗的津液。

（4）刮痧后毛孔张开，并有出痧点，应在刮痧 3 小时后方可沐浴。

（5）嘱产妇继续按需哺乳。

5. 临床应用 杨泽娟等将 36 例哺乳早期急性乳腺炎患者随机分为观察组和对照组，前者采用金黄膏刮痧按摩穴位透皮导入，后者采用抗生素治疗。结果：治疗组的疗效总体优于对照组，疗程短于对照组。进一步比较症状，两组在治疗后疼痛、肿物缩小方面有显著统计学差异，而在体温恢复、白细胞计数下降方面无明显差异。即治疗组经过治疗后，患者的疼痛缓解、肿物缩小程度优于对照组，而在发热及全身炎症控制上疗效相当。

参考文献

［1］王芳芳，刘德佩，李萍. 中药内外合治产后乳痈初起 98 例［J］. 实用中医药杂志 2015，31（11）：1013.

［2］尹剑平. 中草药外敷治疗乳痈［J］. 浙江中医杂志，2005，40，（2）：92.

［3］蔡文科，史璋英. 鲜蒲公英治疗急性乳腺炎 20 例［J］. 四川中医，1999，17，（11）：37.

［4］周春辉.代针丸穴位敷贴治疗急性乳腺炎44例［J］.中医外治杂志，2004，13（1）：53.

［5］张时礼.中药塞鼻治疗哺乳期急性乳腺炎［J］.中国中西医结合外科杂志，2003，9（1）：45.

［6］程亚群.天葵子治疗乳痈［J］.湖北中医杂志，2002，24（9）：19.

［7］温木生.腕踝针疗法研究概况［J］.实用中医药杂志，2004，20（8）：474-475.

［8］李杰，程静.乳痈初期的针刺治疗与护理［J］.中国中医急症，2007，16（3）：378-379.

［9］李兰荣，江瑜.腕踝针为主治疗急性乳腺炎初期60例临床观察［J］.辽宁中医杂志，2007，34（3）：353.

［10］袁菲.艾灸治疗急性乳痈［J］.山东中医杂志，2006，25（8）：509.

［11］郑娟娟，瞿筱逸，沈雪勇，等.经穴推拿为主治疗外吹乳痈初起疗效观察［J］.辽宁中医杂志，2014，41（3）：543-544.

［12］杨泽娟，张宏，袁韶倩，等.刮痧按摩治疗早期急性乳腺炎的临床观察［J］.陕西中医，2015，36（12）：1663-1664.

（李　萍）

第三节 产后缺乳

哺乳期内产妇乳腺无乳汁分泌，或泌乳量少，不能满足喂养婴儿者，称"产后缺乳"，又称"产后乳汁不行""产后乳汁不足"等。贫血、营养不良、恐惧、抑郁、焦虑、劳累、剧痛、年龄过大等影响丘脑下部，或产后婴儿对乳头刺激不够等原因造成产妇泌乳次数减少，致使催乳激素减少，因而缺乳或乳汁过少。亦有原本泌乳正常，情志过度刺激后突然缺乳者。检查或见乳房柔软，无胀痛，挤出乳汁点滴而下，质稀；或见乳房胀满而痛，挤压乳汁疼痛难出，质稠；或见乳头凹陷和乳头皲裂造成的乳汁壅塞不通，哺乳困难。西医在治疗产后缺乳这方面的报道甚少，缺乏有效的治疗措施，药物治疗产后缺乳副作用大，很多药物均为哺乳期禁用和慎用药物，影响着西医治疗的发挥空间。

产后缺乳及时治疗，预后良好。若虽经治疗，乳汁无明显增加，或先天乳腺发育不良，本生无乳者，则预后较差；若乳汁壅滞，可转化为乳痈。

中医认为乳房属阳明胃经，乳头属厥阴肝经，乳汁乃气血所化，源于中焦脾胃。若气血虚弱或肝郁气滞，必致缺乳。痰气阻滞乳脉乳络，或肥人气虚无力行乳，亦可致缺乳。临床首辨虚实：据乳汁稀稠、乳房有无胀痛，结合舌脉及其他症状，可分为气血虚弱证（乳汁稀、无乳胀、舌淡、苔薄白、脉细弱）、肝郁气滞证（乳汁稠、乳房胀痛、舌质正常、苔薄黄、脉弦或弦滑）、痰浊阻滞证（乳房硕大或下垂不胀、乳汁不稠、舌淡胖、苔腻、脉沉细）。治疗以调理气血，通络下乳为主。同时指导产妇正确的哺乳，保证充分休息，有足够的营养和水分摄入。中药汤剂口苦难咽，部分患者考虑药物可能通过乳汁影响婴儿而拒绝服药。因此，我们根据中医学的理论，采用更多有效的外治疗法，有效地促进母乳喂养工作。常用外治法有耳穴贴压、针灸疗法、推拿疗法、穴位外敷、走罐治疗等。

一、耳压疗法

1. 适应证　产后乳汁甚少或全无，乳房发育正常，无明显器质性病变。

2. 操作方法

（1）主穴选用胸、乳腺、内分泌。气血虚弱型，加脾、胃；肝郁气滞型，加肝、神门。

（2）耳郭常规酒精消毒，将王不留行籽固定于小方块医用胶布中，左手固定耳郭，右手用镊子夹取粘有王不留行籽的胶布，对准穴位贴紧并稍加用力，使耳郭产生酸、麻、胀、热为"得气"，每次1分钟，指导产妇每日自行按压3～5次，每次使耳郭有"得气"感为宜。多在哺乳前30分钟进行。每日1次，双耳交替，4次为一个疗程。（图7-3）

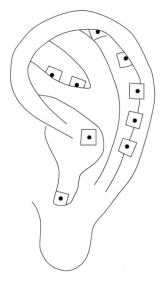

图 7-3　耳压示意图

3. 疗法特点　中医学认为，耳与人体经络、脏腑有着密切的关系。耳不仅与脏腑的生理活动有关，而且与其病理变化也息息相关。刺激耳穴，可以治疗多种内脏及全身病症。治疗产后乳少，乳腺、胸是相应部位取穴，有刺激乳房泌乳的作用；内分泌可调节人体内分泌功能以适应产后机体机能状态，有利泌乳。肝气郁滞者，加肝、神门穴，起到疏达肝气、安神定志的作用，以利于乳汁运行；气血虚弱者，应以补益脾胃气血为基础，加脾、胃穴起到促进气血化生，帮助乳汁分泌作用。

4. 注意事项

（1）耳穴贴压需在正确喂养的基础上进行：①指导正确的喂奶姿势，婴儿含入大部分乳头，包括乳晕；②产后婴儿与母亲尽早皮肤接触，早吸吮；③产妇让婴儿勤吸吮，按需哺乳，24 小时母婴同室，如婴儿睡眠超过 3 小时，应唤醒喂奶；④产妇保持情志舒畅，合理膳食，加强营养；⑤若发现乳头凹陷，可嘱孕妇经常把乳头向外牵拉，并防止乳头皲裂造成哺乳困难。

（2）耳穴贴压取穴时寻找敏感点，取穴准确极其重要。

（3）产后缺乳应积极早期治疗，最好在乳少发生一周内及时治疗，缺乳时间越短，治疗效果越好。

5. 临床应用 南京市中西医结合医院妇产科开展耳压治疗产后缺乳多年，产后即予耳穴贴压促进泌乳，无一例缺乳产妇。

孟秀会等用耳穴贴压治疗产后缺乳。主穴选用胸、乳腺、内分泌。其中气血虚弱型，加脾、胃；肝郁气滞型，加肝、神门。结果显示：耳穴贴压可明显提高泌乳素分泌，促进乳汁分泌，促使早泌乳并能增加乳量。耳穴贴压方法简单易行，产妇容易接受，临床很受欢迎。

二、针灸疗法

1. 适应证 产后缺乳，无妊娠合并症或其他疾病。

2. 操作方法

（1）取穴：膻中、乳根、少泽。配穴；气血虚弱，加心俞、脾俞、膈俞、足三里；肝郁气滞，加肝俞、期门、太冲。

（2）操作：所选腧穴常规消毒后，选用 0.35mm×40mm 毫针。先令患者端坐，直刺各背俞穴深约 1 寸，采用平补平泻法；进针得气后迅速出针，加用艾条熏灸 10 分钟；然后再嘱患者仰卧位，先针刺膻中穴，乳根穴沿皮下向乳房方向进针 1.5 寸，使针感达到整个乳房。其他腧穴依次针刺，采用平补平泻法，留针 20 分钟。出针后，加用艾条熏灸 10 分钟。每日 1 次，10 次为 1 个疗程。

3. 疗法特点　针刺结合艾灸具有温通血脉，引导气血运行之功。主穴足阳明胃经乳根穴疏导阳明经气而催乳；膻中为气之会穴，性善调气，开胸间之结气，助乳根穴催乳之功效；少泽为催乳特效穴，能通经络，化乳生乳。配穴心俞、脾俞、隔俞、足三里有健脾胃，益气血，扶正培元通乳之力；肝俞、期门、太冲分别为肝经的背俞穴、募穴和原穴，能疏肝解郁、行气调血。以上诸穴相配，可奏通乳、催乳之功效。研究表明，针刺疗法可以调节下丘脑 – 垂体轴的功能，有效促进催产素、催乳素。此外，还可以减少雌激素及孕激素的分泌，降低其抑制催乳素的作用来共同促进乳汁分泌。

4. 注意事项

（1）过于疲劳、精神高度紧张、饥饿者不宜针刺。

（2）体质瘦弱、气血亏虚者，针刺手法不宜过强，并尽量采用卧位。

（3）有出血性疾病的患者，或常有自发性出血，损伤后不易止血者，不宜针刺；皮肤感染、溃疡、瘢痕部位不予针刺。

5. 临床应用　李种泰针灸治疗产后缺乳 55 例，针灸组采用针刺和艾条熏灸膻中、乳根、少泽，对照组口服中药催乳方。治疗两个疗程后，针灸组疗效远超对照组。

三、推拿疗法

1. 适应证　产后排出的乳汁量少甚或全无，不够喂养婴儿。乳房检查松软，不胀不痛，挤压乳汁点滴而出、质稀。或乳房丰满，乳腺成块，挤压乳汁疼痛难出、质稠。

2. 操作方法 在常规护理基础上，行产后调气固本推拿。具体方法为：产妇取正坐位前倾，由下至上擦、按揉、拿捏背部足太阳膀胱经 2 ~ 6 肋段 3 分钟。用 45 ~ 50℃水浸泡过的热毛巾对乳房附近进行热敷 3 ~ 5 分钟。按揉少泽、足三里、膻中、乳根各 1 分钟。取下毛巾，双手搓热，在产妇乳房上（避开乳头）涂上适量麻油或橄榄油；由外至内，以划圈的方式按揉乳房 1 分钟；挤压乳房，使乳汁排出；双手捏拿肩井 3 次，畅通全身经络。手法结束后进行热敷，并让产妇喝一杯温开水。每天 2 次，连续 3 天为 1 个疗程。

3. 疗法特点 调气固本推拿法在以往手法局部按摩催乳的基础上，注重经络气血调理，以揉按膀胱经相对应背俞穴为主；并配合脾经足三里，促进气血生化，可以从整体调节产妇气血虚弱体质，调整脏腑功能，促进乳汁分泌。其次，重点按揉膻中穴，该穴乃八会穴之中的气会，居双乳之间，具有调理气机及补气通乳等作用。其三，点按少泽穴，该穴乃手太阳经中的井穴，可促进水谷精微转运调布全身，补充气血，调节心气并促进排乳，从而改善乳少的症状。最后，乳根穴按揉，该穴乃治疗乳房疾病的局部经验效穴，促进血气下行，改善乳房血液循环，具有通络下乳之功。此外，手法直接作用于乳房，可通过刺激乳房，使组织温度升高，血管扩张，血液循环加速，局部营养得到改善，紧张或痉挛的乳腺导管得到充分疏通并通过乳头－垂体分泌轴作用，反射性地促进泌乳。

4. 注意事项

（1）产后缺乳的治疗越早，疗效越好。

（2）治疗同时应嘱咐产妇按照正确的授乳方法进行定时哺乳，每次授乳要尽量排空乳腺管内的乳汁。

（3）还应加强产后营养，尤其是富含蛋白质的食物以及充足的汤水。其次，要保持情志舒畅，切忌抑郁。

（4）选择适当的体位和姿势。在选择体位时，应考虑既有利于病人的舒适和肌肉放松，又利于医生运用手法方便。一般颜面、胸腹和四肢前侧操作时，常采用仰卧位；头面部和四肢操作时，可采用端坐位；背腰臀部和四肢后侧操作时，常采用俯卧位；颈项和肩部操作时，可采用端坐位；臀部和下肢外侧操作时，采用侧卧位。

（5）冬季要注意保暖. 夏季要注意空气流通，以防感冒或中暑。

5. 临床应用　邵渝等将 60 例产后乳汁分泌过少的产妇随机分为两组，均给予常规母乳喂养。治疗组 30 例用调气固本推拿法治疗，对照组采用中药猪蹄通草汤治疗，比较两组患者的乳汁分泌量及乳房充盈程度。结果：治疗组乳汁分泌量与对照组比较，差异明显。结论：调气固本推拿法能够增加产后缺乳产妇乳汁分泌量，是治疗产后缺乳的一种有效方法。

四、贴敷疗法

1. 适应证　产后缺乳，无妊娠合并症或其他疾病。

2. 操作方法

（1）取穴：膻中、乳根、足三里穴。

（2）速泌通乳贴（由常德市第一中医院药剂科统一制备），由黄芪 60g，党参 30g，白术 12g，当归 12g，川芎 10g，熟地黄 10g，路路通 15g，通草 10g，王不留行 10g，穿山甲 10g，漏芦 15g，益母草 20g，甘草 5g 组成。

（3）每天贴 12 小时（20:00 ～次日 8:00），3 天为 1 个疗程。

3. 疗法特点　通乳贴方有补益气血、疏通经络的功效，不仅能通乳，还能有效预防乳房肿痛。足三里、乳根同为足阳明经腧穴，具有健脾胃、调理阳明气血、疏通乳络之功，脾胃健运，阳明气血充盛，则乳汁生化有源；膻中为气会，功在调气通络；少泽为通乳的经验要穴。诸穴配合，共奏益气养血下乳之功。

4. 注意事项

（1）使用前先用温水清洗局部皮肤，用干毛巾擦干后敷药。

（2）贴敷时，应注意保暖，避免受凉，特别在寒冷季节进行贴敷时宜覆盖衣被保温。

（3）药物过敏体质者不宜使用。贴敷过程中若有任何不适，则停止使用该药。

5. 临床应用 聂含竹等观察速泌通乳贴局部外敷配合穴位及乳房局部按摩，能明显改善产后缺乳的泌乳量，升高血清 PRL 水平，促进产后子宫复旧的作用，同时还能提高纯母乳喂养率，从而保证婴幼儿营养需要。

五、走罐疗法

1. 适应证

（1）产后排出的乳汁量少，甚或全无，不够喂养婴儿。

（2）乳房检查松软，不胀不痛，挤压后乳汁点滴而出、质稀。或乳房丰满，乳腺成块，挤压后乳房疼痛，乳汁难出、质稠。

（3）排除因乳头凹陷和乳头皲裂造成的乳汁壅积不通，哺乳困难。

2. 操作方法 患者取俯卧位，暴露颈背部，75% 酒精常规消毒，在颈背部涂上刮痧活血剂，医者取玻璃火罐，用闪火法使火罐吸拔于皮肤上，以手握住罐底，稍倾斜或平推，做上下前后移动。沿督脉及足太阳膀胱经第一、二侧线从颈背部推至腰骶部，每条经线反复缓慢推移，动作要慢、稳，用力要均匀，一般反复推拉 5～6 次，使局部皮肤发热、充血，直至出现潮红、深红或起丹痧为止。一般从上至下，先走颈椎，再走背部。走颈椎用 1 号罐，走背腰部用 2 号罐。每次走罐10分钟，每2天1次，5次为1个疗程。

3. 疗法特点　颈背部的穴位，从风府至尾闾骨端长强穴的一切背部经穴及经外奇穴。循行背部中线的是督脉，背部正中旁开0.5寸是华佗夹脊穴，背部正中旁开1.5寸、3寸的是足太阳膀胱经穴。走罐温热拉按的良性刺激既可温经通络，激发人体阳气，祛邪外达；又能调和脏腑之气，平衡阴阳。

4. 注意事项

（1）应根据患者体质及病情调整火罐的速度、手法的轻重；火罐内负压不可太大，负压大则吸力强。走罐时易引起疼痛，特别对于体质虚弱者更应注意。

（2）治疗期间嘱产妇保持心情舒畅，生活规律，睡眠充足，合理安排食谱。应多吃富含蛋白质、碳水化合物、维生素和矿物质的食物，如牛奶、鸡蛋、鱼肉、蔬菜、水果；多喝汤水，如鲫鱼汤、黄豆猪蹄汤等。

5. 临床应用　王启芳将164例患者随机分为3组，其中针灸组50例、推拿组50例、针推走罐64例，3组均治疗20天后观察疗效。结果：针推走罐组的疗效显著高于针灸组和推拿组，说明针灸推拿加走罐治疗能有效改善产后缺乳。

参考文献

［1］孟秀会，张明珠，林桂花.耳穴贴压治疗产后缺乳临床疗效观察［J］.吉林中医药，2012，32（9）：936-937.

［2］高希言.针灸学临床［M］.北京：人民军医出版社，2006.

［3］李种泰.针灸治疗产后缺乳55例［J］.陕西中医，2006，27（2）：226.

［4］邵渝，刘细寒，邱菊华，等.调气固本推拿法干预气血虚弱型产后缺乳的临床研究［J］.中医药导报，2015，21（23）：94-96.

［5］聂舍竹，李辉，丁青，等 . 速泌通乳贴配合按摩对产后缺乳的疗效观察 ［J］. 中华中医药杂志，2012，27（11）：3006.

［6］王启芳 . 针灸推拿配合走罐治疗产后缺乳疗效观察 ［J］. 中国疗养医学，2013，22（3）：246.

（李 萍）

第四节　产后恶露不绝

产后恶露不绝是指产后血性恶露持续10天以上，或产后恶露持续一月以上仍淋漓不净的疾病。正常恶露初为暗红色，后为淡红色，最后为黄色或白色，无臭味，三周左右干净。产后恶露不绝多伴有恶露色、质、气味的异常，相当于现代医学的晚期产后出血，多因产后子宫复旧不全或宫腔内残留胎盘、胎膜或合并感染等因素导致。

若失治误治，出血日久，可致贫血、感染；若胎盘胎膜残留，可继发感染；若出血量少，但淋漓不净者，需考虑妊娠滋养细胞肿瘤可能。

西医治疗多应用子宫收缩剂、广谱抗生素及支持治疗，必要时行清宫术，并于产后查血常规了解贫血及感染情况；查血HCG以排除胎盘残留及绒毛膜癌；盆腔B超检查了解子宫大小、宫腔内有无残留；宫腔刮出物送病理检查，确诊有无胎盘残留、胎盘部位滋养细胞肿瘤。

中医认为，该病由产后胞宫藏泄失度，冲任不固，气血运行失常所致。临床可分为气虚证、瘀浊阻滞证及阴虚火旺证。气虚证治以补气摄血；瘀浊阻滞证，治以活血化瘀、利浊止血；阴虚火旺证，治以滋阴养血、清热止血。

中医外治法主要有熏蒸疗法、艾灸疗法、针刺疗法、贴敷疗法及足浴疗法。

一、熏蒸疗法

1. 适应证　产后恶露不绝虚证，恶露量多、色淡、质稀，小腹空坠。

2. 操作方法

（1）熏蒸方：当归9g，白芍9g，桃仁6g，川芎6g，益母草15g，丹参15g，桑寄生15g，豨莶草10g，炮姜4g。

（2）用法：水煎 400mL，于产后 24 小时开始熏蒸，使用中药熏蒸仪，加入中药汤剂 400mL 与清水 400mL，设定温度 32℃。产妇取半坐位，调整好蒸汽出入量，喷头在距离产妇小腹 25～30cm 处进行熏蒸，持续时间为半个小时左右。每日 1 次，3 天为 1 个疗程。

3. 疗法特点 中药熏蒸治疗以药液的热蒸汽作为药物的作用方式，经过皮肤的渗透、吸收到达病变区域，起到益气化瘀，促进子宫收缩的作用。此外，其操作简便，见效快，很容易为产妇所接受。

4. 注意事项

（1）熏蒸前嘱产妇排空膀胱。

（2）熏蒸过程中，应防止局部皮肤烫伤。

（3）熏蒸后应及时使擦干腹部，注意保暖。

5. 临床应用 朱玉珍用中药熏蒸治疗产后恶露不绝患者 55 例，中药熏蒸治疗组在疼痛程度和恶露量上均明显少于缩宫素静滴治疗的对照组。治疗组总有效率 90.1%，高于对照组的 74.5%，两组比较，差异有统计学意义（$P < 0.05$）。结论：熏蒸法治疗产后恶露不绝，疗效显著。可有效缓解产褥期所产生的疼痛，并促进产后子宫复旧。

二、艾灸疗法

1. 适应证 产后恶露不绝虚证、实证均可，但应排除剖宫产术后子宫切口裂开、产后子宫滋养细胞肿瘤、子宫黏膜下肌瘤、凝血功能异常等情况。

2. 操作方法 患者平卧，将点燃的艾条置于艾箱内，艾箱内置三炷艾条（温灸纯艾条，每支 20～25g），艾箱放置于气海穴（脐下 1.5 寸）、关元穴（脐下 3 寸）距离皮肤 7～8cm 高度进行熏烤，以患者局部有温热感为宜，灸至皮肤稍起红晕为度，每次灸 30 分钟，每日 1 次，7 天为 1 个疗程。

3. 疗法特点 灸法对于治疗产后恶露不绝时，无论寒、热、虚、实均可使用。取气海穴为肓之原穴，关元为小肠之募穴，具有培元固本、健脾固肾、调理冲任的功效。艾灸的温热刺激，可以促使气血运行通畅。《本草正》："艾叶能通十二经脉……善于温中逐寒，行血中之气、气中之滞。"同时现代医学认为，艾灸可改善血液流变性，调节血管的舒缩功能，抑制炎性细胞因子释放，调整中枢神经递质水平，使神经末梢兴奋性降低，减轻神经痛。并且可调整脏腑机能，促进新陈代谢，增强免疫力，从而起到促进子宫复旧的疗效。

4. 注意事项

（1）施灸时间不可过长。

（2）施灸时应防止艾火烧伤皮肤或衣物。

（3）注意防寒保暖。

5. 临床应用　陈春玲等用艾灸气海、关元穴配合中药口服（生化汤加减）治疗产后胎盘胎膜残留 30 例。艾灸治疗组血性恶露持续的时间少于缩宫素治疗组，两组比较，$P < 0.05$，差异有统计学意义。结论：艾灸法治疗产后恶露不绝疗效显著。有加强子宫收缩、促进残留物的排出、减轻疼痛、减少出血时间、降低清宫率的作用。

赵建春等艾灸隐白、大敦穴配合中药口服（生化汤加减）治疗药流后阴道出血 75 例，以艾灸调补冲任为主，辅以祛瘀生新之方剂，在两方面共同协力下，气血调和，冲任固摄使出血之症得止。治疗组总有效率 93.3%，对照组（缩宫素治疗）81.35%，两组比较，$P < 0.05$，差异有统计学意义。结论：艾灸法治疗药流后阴道出血疗效显著。

三、针刺疗法

1. 适应证　产后恶露不绝虚证、实证均可。

2. 操作方法　主穴取关元、气海、血海、三阴交。气虚型配足三里、脾俞以健脾益气、摄血生血，血热型配止中极、行间、然谷以疏散热邪兼清虚热，血瘀型配地机、膈俞以活血化瘀。

患者取平卧位，取穴处常规消毒关元、气海用补法，三阴交用泻法，以局部出现酸麻胀重感为宜，留针 30 分钟，10 分钟行针 1 次，7 天为 1 个疗程。

3. 疗法特点 针刺疗法通过刺激穴位，近部直接刺激子宫收缩，远部疏经活络，调补冲任，气血调畅。产后恶露不绝的病因病机主要为冲任气血运行失常所致。冲为血海，任主胞胎，恶露为血所化，而血源于脏腑，注于冲任。关元、气海邻近胞宫，穴属任脉，通于足三阴经，针刺关元、气海，能益元气、固冲任、调理胞宫，令血归经，血海、三阴交同属足太阴脾经，为理血调经之要穴，用补法则补血生新，用泻法则通络化瘀。

4. 注意事项

（1）针刺治疗时，取穴辨证需准确。

（2）严格无菌操作，避免局部皮肤感染。局部皮肤破溃处，避免进针。

（3）有出血性疾病，或常有自发性出血，损伤后不易止血者，不宜针刺。

（4）体质瘦弱、气血亏虚者，针刺手法不宜过强，并尽量采用卧位。

（5）缓解患者紧张情绪，若弯针、断针应及时积极处理。

5. 临床应用 艾雅琴等于剖宫产后针刺合谷、三阴交、气海、关元，治疗产后恶露不绝 50 例。恶露持续时间，针刺治疗组为（24.7±7.2）天，缩宫素治疗对照组为（30.8±5.7）天。治疗组产妇每日宫底下降高度、产后 48 小时出血量及恶露持续时间均显著优于对照组，差异均有统计学意义（$P<0.05$）。结论：针刺治疗可显著减少产后恶露持续时间，促进子宫复旧。

高媚针刺关元、气海、血海、三阴交。气虚型刺血海、三阴交，先泄后补；血热及血瘀型，补泻兼施。配合中药口服：气虚型，选用补中益气汤加减；血热型，选用保阴煎加减；血瘀型，选用生化汤加减，每日 1 剂，水煎服，早晚各 1 次。治疗产后恶露不绝 40 例，7 天为 1 个疗程。经过 1～2 个疗程治疗，治愈 36 例，好转 4 例；3～4 个疗程，全部治愈，总有效率达 100%。结论：针刺治疗产后恶露不绝疗效显著。

董殿芹等用针刺阳陵泉、三阴交、子宫、足三里、血海，配合中药口服（生化汤加减）治疗剖宫产后恶露不绝49例。针刺时，选用夹持进针补法，留针20分钟，每日1次。针刺联合中药口服治疗组总有效率91.8%，缩宫素治疗对照组总有效率79.6%。治疗组在腹痛程度、恶露量及宫底高度上均明显优于对照组，差异有统计学意义（$P<0.05$）。结论：针刺治疗产后恶露不绝疗效显著，可有效促进产后子宫复旧。

四、贴敷疗法

1. 适应证 产后恶露不绝虚证、实证均可。

2. 操作方法 取神阙、关元、气海，热敷贴贴于穴位处，每日1次，1次贴12～16小时，3天为1个疗程。

3. 疗法特点 热敷贴为中医内病外治学说与现代新材料结合而成的一种外用贴剂。神阙、关元、气海穴均位于人体的下丹田之中，为女子胞宫所在，肾元阴元阳闭藏之处，且三个穴位均为任脉之穴，任主胞胎。将热敷贴贴于穴位处，通过局部温热熨灸及红外线理疗的共同作用，可以通经络、疏血脉，维持身体各个系统的血液循环，起到温经散寒、活血化瘀、促进子宫收缩的作用。

4. 注意事项

贴敷时，以产妇自觉温度适中为宜。若温度过高或敷贴处有瘙痒时，均应立即撕下敷贴。

5. 临床应用 文娜用热敷贴贴敷神阙、关元、气海等穴，治疗产后恶露不绝者98例，治愈68例，总有效率为81.6%。可显著缩短恶露持续时间，缓解腰酸腹痛症状。结论：敷贴疗法治疗产后恶露不绝有显著疗效，可有效促进子宫收缩，并缓解疼痛等伴随症状。

王少明使用暖宫贴贴敷气海穴治疗产后恶露不绝者60例，敷贴治疗组总有效率91.67%，益母丸加服氨苄青霉素对照组总有效率86.67%，两组疗效相当，且差异无统计学意义。结论：敷贴疗法治疗产后恶露不绝效果确切，具有活血化瘀、促进子宫收缩的功效。

五、足浴疗法

1. 适应证　产后恶露不绝虚证。

2. 操作方法

（1）浴足方：黄芪、益母草、当归、川芎、通草、陈皮、王不留行、炮姜。

（2）每剂煎煮3000mL，将煎好的药液盛于桶内，加入适量温开水，水量以淹没脚踝为宜，先熏蒸足底，待温度适宜（40～50℃）时将双足浸入木桶中，每次浸泡25～30分钟，至双足红晕为度，每日2次，3天为1个疗程。

3. 疗法特点　足乃一身之本，足三阴三阳齐聚之处，神经反射区及腧穴丰富，通过水温刺激，药物经由皮肤的渗透作用，使有效成分进入人体循环；再通过足部腧穴、经络的传导，使补血活血、祛瘀散结、宣通经络之药性随经络传递，直达病所，起到促进子宫收缩、缩短恶露持续时间的功效。

4. 注意事项

（1）足浴药物温度适中，以微微出汗为宜，不可大汗淋漓。

（2）浸泡时，以双足红晕为度，避免烫伤皮肤。

（3）注意保暖，暴露部位可加盖浴巾。浴足木桶用薄膜套住，一人一换，以防交叉感染。

5. 临床应用　唐森用自拟足浴方（当归、泽兰、桂枝、生姜皮、防风、海风藤、威灵仙、艾叶、石楠藤、络石藤等）治疗顺产产妇200例。足浴组恶露人均总量少于常规护理对照组，差异有统计学意义（$P < 0.05$）。结论：中药浴足治疗产后恶露不绝疗效显著，可有效消除产妇疲劳，加快子宫复旧，从而有利于产后的身心康复。

参考文献

［1］朱玉珍.中药熏蒸疗法对促进产后子宫复旧的疗效观察［J］.世界最新医学信息文摘（连续型电子期刊），2015，15（51）：143.

［2］陈春玲，程丽，邓艳浓.艾灸气海、关元穴治疗产后胎盘胎膜残留的体会［J］.中医临床研究，2014，6（11）：23-25.

［3］赵建春，宋亚光.穴位温和灸配合中药治疗药流后出血75例［J］.上海针灸杂志，2003，22（8）：18-19.

［4］艾雅琴，钱爱玉.针刺治疗对剖宫产术后子宫复旧的影响［J］.吉林中医药，2015，35（2）：201-203.

［5］高媚.针药并用治疗恶露不绝40例［J］.医学信息，2012，25（9）：391.

［6］董殿芹，刘素香，王金香.生化汤加减联合针刺治疗剖宫产术后子宫复旧不良49例临床观察［J］.河北中医，2014，36（11），1647.

［7］文娜.探讨远红外穴位热敷对妇科疾病之成效［J］.医护论坛，2009，16（24）：153.

［8］王少明.暖宫贴治疗产后恶露不绝的临床观察［J］.中国实用医药，2009，4（8）：138-139.

［9］唐森.中药足浴对顺产后子宫复旧的临床疗效观察［J］.医学信息，2015，28（40）：131-132.

（贾昀扬）

第五节　产后腹痛

产后腹痛，又可称为"儿枕痛"，是指产妇在产褥期内发生与分娩或产褥有关的小腹疼痛。疼痛多呈阵发性，可自然消失，但有部分患者疼痛持续不能缓解，甚则出现疼痛难忍、大汗淋漓、恶心呕吐等症状，严重影响了产妇的生活质量。多发生于新产后，下腹部剧烈疼痛时可触及隆起而发硬的子宫，且疼痛于分娩一周后仍不消失，或虽不足一周，但小腹疼痛加剧并伴有恶露异常，相当于西医学的产后子宫收缩痛，可有难产、胎膜早破或产后感染病史，多是因产褥早期子宫强直性收缩引起的，哺乳时加重，为产后常见病。若失治误治，可因瘀血日久不去易感邪毒而致产后发热，或产后恶露淋漓不净。西医治疗，轻者即以心理劝导为主，重者使用止痛药。但止痛药副作用较多，不可常用，又可影响哺乳。排除胎盘胎膜残留、宫腔积血、产褥感染等因素，产后腹痛一般 3 ~ 4 天可自行缓解，但少数患者腹痛持续数日而不消，甚至腹痛剧烈、难以忍受。产后可行盆腔 B 超以了解子宫复旧情况。

中医认为，该病由分娩后胞宫骤虚，气血变化急剧引起。分为胞宫失于濡养，不荣则痛的血虚证；瘀血阻于胞宫，不通则痛的血瘀证。血虚者，治以益气养血；血瘀者，治以活血化瘀。

产后腹痛外治时宜考虑产后多虚多瘀的特点，可用中药贴敷、艾灸、穴位按摩、中药足浴、针刺等方法。

一、贴敷疗法

1. 适应证　产后腹痛血瘀证，小腹刺痛或冷痛，拒按，恶露量少，色黯有块。

2. 操作方法　贴敷方选用活血化瘀、理气止痛中药，将药材粉碎，装袋密封，用时放入无菌小杯内，兑入适量陈醋及温水调成糊状，清洁产妇脐部，取适量糊状药膏贴敷神阙穴，外用透明胶布或输液贴固定。自产后第 1 天起，每日 2 次，每次贴敷 6 小时，3 天为 1 个疗程。

3. 疗法特点 神阙穴位于脐中，内连十二经络和五脏六腑，为冲任经气汇聚之处，中药贴敷神阙穴能起到温经通络、调补冲任的作用。现代医学认为，神阙穴处皮肤角质最薄，屏障功能较弱，且脐部有丰富的毛细血管，血液丰富，利于药物吸收。陈醋性温，具有行气止痛、软坚散结的作用，从而使药物起到活血化瘀、调气止痛的作用。因此，对神阙穴进行中药贴敷，可起到穴位刺激与药物吸收的双重作用。

4. 注意事项

（1）贴敷部位不可进水。

（2）保持脐部卫生，脐部皮肤破损时严禁使用。

（3）用药后，如局部皮肤出现微红、瘙痒等现象时，需停止用药，将原有的药物擦拭或清洗干净，必要时遵医嘱内服或外用抗过敏药物。

5. 临床应用 王爱玉用中药穴位贴敷神阙穴，预防产后腹痛 44 例。中药贴敷组方：三七 10g，丹参 10g，白芷 10g，全当归 10g，土鳖虫 10g，红花 10g，大黄 10g，琥珀 10g，川续断 15g，生薏仁 15g，白术 15g，淫羊藿 10g，冰片 2g。中药贴敷干预组与常规护理对照组相比较，腹痛的发生率及腹痛程度均明显降低，且中药敷贴干预组未发生中重度腹痛，差异有统计学意义（$P < 0.05$）。结论：中药贴敷神阙穴能有效预防产后腹痛的发生，并能缓解腹痛。

王玲珑用中药贴敷神阙穴，预防产后腹痛 40 例。中药贴敷组方：丹参 12g，当归 10g，红花 10g，土鳖虫 6g，三七 8g，白芷 10g，大黄 10g，生苡仁 15g，白术 15g，川续断 15g，淫羊藿 10g，木香 6g，冰片 2g。中药敷贴干预组产后腹痛发生率 40.91%，且无中重度腹痛；常规护理对照组产后腹痛发生率为 72.73%，其中中重度腹痛占36.36%。两组比较，治疗组在产后腹痛发生率及腹痛程度方面均较对照组明显降低，差异有统计学意义（$P < 0.01$）。结论：神阙穴中药贴敷治疗，可有效降低产后腹痛的发生率及腹痛程度。

李波等用双柏散瘀膏（大黄、侧柏叶、黄柏、三棱、莪术、姜黄、泽兰、桂枝、羌活、牛膝、千斤拔等）治疗产后腹痛23例，膏药直接贴敷下腹部，每日1次，每次贴敷8小时，连续治疗5天为1个疗程。贴敷治疗组产后腹痛发生率40.00%，安慰剂对照组产后腹痛发生率为72.50%。两组相比，治疗组产后腹痛程度明显降低，差异有统计学意义（$P < 0.05$）。结论：中药贴敷治疗产后腹痛疗效显著，可有效缓解产后腹痛程度。

二、艾灸疗法

1. 适应证 产后腹痛虚证、实证均可使用，产后小腹疼痛拒按或腹痛绵绵。

2. 操作方法 产妇取平卧位，暴露腹部，取子宫穴（脐中下四寸，中极旁开三寸，取右穴），点燃艾条（温灸纯艾条，每支20～25g）后插入特定艾灸盒（底长8cm，顶长6cm，高8cm）内，放右侧子宫穴位置，使患者感觉热度适中，以不灼热为度。于产后2小时、24小时、48小时进行艾灸，每次灸20分钟。

3. 疗法特点 子宫穴为经外奇穴，主下腹部疼痛、瘀滞，为胞宫之外应，灸之内应奇恒之府，得效甚速。灸法能温经通络、祛散寒邪、调和气血。现代研究认为，艾灸是以红外线为主的热辐射刺激，通过腧穴透达病灶，改善艾灸部位组织血液循环，调整脏腑机能，促进新陈代谢，增强机体免疫功能。

4. 注意事项

（1）施灸时间不可过长。

（2）施灸时，应防止艾火烧伤皮肤或衣物。

（3）注意防寒保暖。

5. 临床应用 康银阁艾灸子宫穴治疗产后腹痛患者 100 例，艾灸治疗组与无治疗对照组相比，腹痛缓解程度明显，差异有统计学意义（$P < 0.05$）。结论：艾灸疗法能明显缓解产后腹痛。

廖淑蔚艾灸子宫穴，治疗产后腹痛患者 40 例。艾灸治疗组腹痛缓解程度较无治疗对照组明显缓解，治疗组治疗前疼痛评分为（2.8 ± 0.93）分，治疗后为（1.93 ± 0.99）分，疼痛缓解率为 92.5%；对照组疼痛缓解率为 40%，差异有统计学意义（$P < 0.05$）。结论：艾灸疗法能明显缓解产后腹痛。

祝丽娟艾灸三阴交穴，治疗产后腹痛患者 100 例。在对照组常规抗炎促宫缩治疗外，治疗组加用艾灸双侧三阴交穴处，艾灸治疗组腹痛缓解程度明显优于无处理常规治疗组，且差异有统计学意义。结论：艾灸疗法能明显缓解产后腹痛，提高产妇舒适度，缓解焦虑情绪，促进产后康复。

三、按摩疗法

1. 适应证 产后腹痛虚证、实证均可使用。

2. 操作方法 取穴三阴交、足三里、关元、中极、涌泉、太冲等。用大拇指按压，三阴交和足三里两侧穴位同时操作，按摩程度以患者自觉有酸麻胀为宜。每次按压操作 5 ~ 10 分钟，每日 2 次，10 天为 1 个疗程。

3. 疗法特点 选取三阴交、足三里、关元、中极、涌泉、太冲等穴位，均有强身健体，调肝补肾安神之效。联合并用，可补气益血、活血化瘀、散寒止痛。通过按摩手法作用于人体体表的特定部位或穴位，能起到调理疏通经络，促进气血运行，调整脏腑功能，增强抗病能力等作用，以达到通经活络、调整人体机能、祛邪扶正的目的。

4. 注意事项

（1）临床要根据患者的病情和医者运用手法的需要，恰当地选用体位和姿势。在选择体位时，应考虑既有利于病人的舒适和肌肉放松，又有利于医生运用手法方便。一般是颜面、胸腹和四肢前侧操作时，常采用仰卧位（头面部和四肢也可采用端坐位）；背腰臀部和四肢后侧操作时，常采用俯卧位（颈项和肩部可采用端坐位）；臀部和下肢外侧操作时，采用侧卧位。

（2）在进行手法操作时，要全神贯注，以防意外。

（3）冬季要注意保暖；夏季要注意空气流通，以防感冒或中暑。

5. 临床应用 王菊梅等用穴位按摩配合饮食调理治疗产后腹痛患者 98 例，选取双侧三阴交、双侧足三里、关元、中极穴按摩，配合饮食调理。98 例患者中，痊愈 69 例，占 70.41%，总有效率为 92.86%，治疗产后腹痛疗效显著。

谢群和选取三阴交、足三里、涌泉、太冲穴位按摩，治疗产后腹痛 60 例，产后腹痛程度明显缓解。

张金英等选取关元、中极穴，应用穴位按摩治疗产后腹痛患者 40 例，穴位按摩治疗组产后腹痛程度明显小于常规护理对照组。治疗组治疗前疼痛评分为（2.75±0.95）分，治疗后为（1.68±0.83）分，疼痛缓解率为 92.5%；对照组疼痛缓解率为 40%。差异具有统计学意义（ $P < 0.01$ ）。结论：穴位按摩治疗产后腹痛疗效显著。

四、足浴疗法

1. 适应证 产后腹痛虚证、实证均可使用。

2. 操作方法 产后浴足方：鸡血藤 50g，桂枝 50g，益母草 60g，泽兰 50g。每剂煎煮 3000mL 倒入木桶中，对于产妇、顺产后及剖宫产第 2 天患者可自行起床，取坐位，双足放入木桶中，药液淹至三阴交穴位之上，暴露双足及小腿，水温适中以（40～50℃为宜），每次浸泡 25～30 分钟，以双足红晕为度，每日 1 次，3 天为 1 个疗程。（图 7-4）

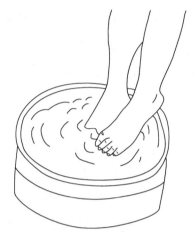

图 7-4　足浴示意图

3. 疗法特点　足为三阴三阳齐聚之处，神经反射区及腧穴丰富，通过药物及水温刺激作用于下肢及足部腧穴，使有效成分进入人体循环，直达病所，起到减轻产后腹痛的疗效。

4. 注意事项

（1）足浴药物温度适中，以微微出汗为宜，不可大汗淋漓。

（2）浸泡时，以双足红晕为度，避免烫伤皮肤。

（3）注意保暖，暴露部位可加盖浴巾。浴足木桶用薄膜套住，一人一换，以防交叉感染。

5. 临床应用　谢群和用手指点穴配合中药浴足治疗产后腹痛 60 例，手指点穴联合中药足浴治疗组与单纯手指点穴对照组相比，产后腹痛程度显著降低，总有效率为 86.66%，对照组总有效率为 78.33%，差异有统计学意义（$P < 0.05$）。结论：手指点穴配合中药浴足治疗产后腹痛，患者腹痛均于治疗后 2 ~ 3 天减轻或消失，治疗产后腹痛疗效显著。

刘宴伟等用中药浴足（艾叶加宽筋藤粉）治疗产后腹痛 50 例。中药足浴治疗组与常规护理对照组相比，产后腹痛明显缓解，且差异有统计学意义。结论：

中药浴足治疗产后腹痛疗效显著。

五、针刺疗法

1. 适应证 产后腹痛虚证、实证均可使用。

2. 操作方法 主穴取关元、气海、三阴交、合谷。血虚者，加足三里、膈俞；血瘀者，加中极、归来、血海、太冲。所取穴位常规消毒，关元、气海用补法，三阴交用泻法。以局部出现酸麻胀重感为宜，留针 10 ~ 20 分钟，每 5 分钟行针 1 次，3 天为 1 个疗程。

3. 疗法特点 针刺疗法通过刺激穴位，疏经活络，温通血脉，补养气血。用补法可补血生新，用泻法则通络化瘀。

4. 注意事项

（1）针刺治疗时，取穴辨证需准确。

（2）严格无菌操作，避免局部皮肤感染。局部皮肤破溃者，患处避免进针。

（3）有出血性疾病，或常有自发性出血，损伤后不易止血者，不宜针刺。

（4）缓解患者紧张情绪，若出现弯针断针时，应及时积极处理。

5. 临床应用 孙会云针刺治疗产后腹痛患者 86 例，选用关元、气海、三阴交、合谷穴，血瘀者加归来。针刺治疗组产妇产后腹痛程度及腹痛持续时间显著优于常规护理对照组。其中治疗组有效率 98.81%，对照组 84.04%，差异均有统计学意义（$P < 0.05$）。结论：针刺治疗可显著缓解产后腹痛程度。

段如胜等治疗产后腹痛 22 例，主穴取关元、气海、三阴交、合谷，结合辨证取穴。经治疗 1 ~ 3 次后，全部治愈。结论：针刺治疗产后腹痛疗效显著。

参考文献

［1］王爱玉.中药穴位贴敷预防产后腹痛效果观察［J］.山东医药，2010，50（49）：101-102.

［2］王玲珑.神阙穴中药贴敷治疗产后腹痛40例疗效分析［J］.中外医疗，2012，31（10）：101.

［3］李波，苏喜，梁嘉文.双柏散瘀膏外敷治疗瘀滞子宫型产后腹痛23例［J］.中医研究，2014，27（11）：15-17.

［4］康银阁.艾灸子宫穴治疗产后腹痛100例临床观察［J］.中国民族民间医药，2014（2）：59.

［5］廖淑蔚，李静，张惠娟，等.艾灸子宫穴对治疗产后宫缩痛的疗效观察［J］.光明中医，2011，26（4）：768-769.

［6］祝丽娟，赵红梅，程国华，等.艾灸三阴交穴对产后宫缩痛患者疼痛的影响［J］.中医杂志，2014，55（8）：681-683.

［7］王菊梅，张晓岚，郑访江.穴位按摩配合饮食调理治疗产后腹痛的体会［J］.中国优生优育，2013，19（5）：450-451.

［8］谢群和.手指点穴配合中药浴足治疗产后腹痛的临床疗效观察［J］.世界最新医学信息文摘，2015，15（14）：139-140.

［9］张金英，肖清月，邓丽香.穴位按摩对产后宫缩痛的影响研究［J］.当代临床医刊，2015，28（6）：1734-1735.

［10］刘宴伟、梁志江、苏敏仪.中药泡足与穴位按摩对产后宫缩痛临床疗效的应用研究［J］.国际医药卫生导报，2015，21（14）：1959-1962.

［11］孙会云.选穴针灸治疗产后腹痛临床研究［J］.中外女性健康，2013（9）：8.

［12］段如胜，邓国志.针灸治疗产后腹痛22例［J］.滨州医学院学报，1995，18（4）：104.

（贾昀扬）

第六节 产后身痛

产后身痛是指妇女在产褥期内，出现肢体或关节酸楚、疼痛、麻木、重着等症状。俗称"产后风"，又称"产后遍身疼痛""产后关节痛""产后痹证"等。本病的发生特点：一是多见于冬春严寒季节的分娩者；二是具有突发性，可在短期内突然出现肢体酸痛麻木、屈伸不利，甚而不能行走。产后身痛的临床表现轻重差别很大，大部分患者病情虽重但经过治疗后可痊愈或好转，只有极少数患者不能及时治愈，可延至数月甚至数年。影响人们的生活质量，给社会和家庭造成一定的负担。

西医缺乏与产后身痛相对应的病名，目前临床上将妇女堕胎、小产后将养不善引起的四肢、关节疼痛等症归属于产后身痛的范畴。但西医对于产后身痛尚缺乏特效药，而中医对产后身痛的治疗有着明显副作用小、复发率低、疗效确切的优势。

中医认为，产时伤血，津气随血而脱，营卫失调，腠理不固，此时若起居不适，饮食不节，风寒湿之邪乘虚而入，留于经络、关节，使气血运行受阻，百节失养，故滞而作痛。产后营血亏虚，经脉失养或风寒湿邪乘虚而入，稽留关节、经络所致。产后多虚、多瘀、易为外邪所感是本病的发病特点。

本病以内伤气血为主，兼风寒湿瘀。临床表现往往本虚标实，治疗当以养血益气补肾为主，兼活血通络祛风止痛。养血之中，应佐以理气通络之品以标本同治；祛邪之时，当配养血补虚之药以助祛邪而不伤正。本病与一般痹证不同，因产后气血俱虚，虽夹外感，也应以调理气血为主。《沈氏女科辑要笺正》云："此证多血虚，宜滋养，或有风寒湿三气杂至之痹，以养血为主，稍参宣络，不可峻投风药。"

本病的转归及预后与病情轻重、体质差异、治疗调摄是否得当等有关，若积极治疗，大多可治愈，预后较好。若失治、误治，日久不愈，正气愈虚，经脉气血瘀阻愈甚，转为虚实夹杂之证，可导致关节肿胀、屈伸不利，甚至僵硬变形、肌肉萎缩、筋脉拘紧，进而痿痹残疾。外治法以灸法、针刺、药浴、三伏贴、熏蒸、推拿为主。

一、艾灸疗法

1. 适应证　产后不久出现肢体或关节肌肉不适、疼痛、重着、麻木。

2. 操作方法

（1）督脉铺灸：选方：黄芪桂枝五物汤加减。药物组成：黄芪 10g，芍药 10g，桂枝 10g，当归 10g，秦艽 10g，丹参 10g，鸡血藤 10g。将所有药物粉碎成药面备用，督脉铺灸。铺灸材料：取用艾绒 200g，生姜 1000g，生姜打碎为姜泥备用。所用生姜泥均在当天配制。铺灸部位：沿后背正中大椎穴左右旁开 1.5 寸到腰骶部骶管裂孔处。铺灸方法：以上涉及部位用 75% 酒精先进行皮肤消毒，把药面均匀地铺撒于铺灸部位，约厚 2mm，将调好的姜泥末直接铺到药面上，铺成条带状，约厚 1.5cm，宽约 3cm，轻轻用力按压姜泥带的中间部位，使其两边微微偏高，中间略凹陷；将所备艾绒搓捻成条状，放置长度比姜泥的长度稍短。分别点燃艾绒的两端及中间部位，1 壮燃尽之后，除去灰渣，再次铺置艾绒继续施灸，每次共 3 壮。铺灸时间：每隔 10 天铺灸 1 次，共治疗 3 次，一般每次灸 1～2 小时，以患者能耐受为度，一般不超过 2 小时。

（2）艾灸法：遵循产后养护原则，每次选取穴位不宜过多，暴露面积不宜过大过多。主要选用脾俞、肾俞、膈俞、肝俞、三阴交、足三里、关元等腧穴。除以上主穴外，根据疼痛部位的不同，在局部选取相应腧穴，以加强疗效。如手足关节疼痛者，加用内庭、太冲、中渚、合谷、后溪、申脉等；肘膝关节疼痛者，加用曲池、手三里、犊鼻、血海、梁丘、委中等；颈肩关节疼痛者，加用大杼、风池、风府等；腰髋关节疼痛者，加用腰阳关、命门等。根据患者的疾病情况，选取卧位或者坐位，采用灸架治疗，将 1/4 根艾条点燃之后，将其插入灸架的顶孔内，对准体表穴位进行施灸，并用灸架两端的系带将其固定。施救结束后，将剩余的艾条插入灭火管中。每天 1 次，15 天为 1 个疗程。

（3）穴位注射合火龙灸法：主穴气海、关元、双足三里、双太溪、双脾俞、双肾俞。取黄芪注射液 10mL 和鹿茸精注射液 2mL，混合液共 12mL，刺入穴位得气后取出（除足三里注射 2mL 外，其他穴位各注射 1mL），1 天 1 次，10 次为 1 个疗程。同时配合火龙灸法：取适量火龙液（《中医研究》），外面敷 3 层薄薄的纱布，纱布长短主要以覆盖整个脊柱以及两侧膀胱经为主，之后纱布外再外敷 3 层温湿的毛巾，毛巾外整条脊柱范围滴上 95% 的酒精，用火点燃，等到患者感到热度难以忍受时，用温湿毛巾把火苗扑灭。操作中，要注意保护背部皮肤，防止烧灼伤，操作一般以 10~15 次为主，治疗时间持续 30 分钟，每天 1 次。火龙液成分：艾叶 30g，熟地黄 20g，巴戟天 10g，淫羊藿 15g，枸杞子 10g，何首乌 20g，肉桂 10g，延胡索 20g，花椒 10g，红花 10g，生姜 20g，制附片 30g，赤芍 10g，锁阳 10g，当归 15g，菟丝子 10g，桃仁 10g 等。每日 1 次，每次治疗时间持续 30 分钟以上，使脊柱和背部皮肤潮红温热而以不烫伤为度。患者每天先做火龙灸法，然后穴位注射，两种方法合用，每日 1 次。连续治疗 10 天为 1 个疗程。

3. 疗法特点

（1）督脉铺灸：铺灸以重灸"督脉"经为主，背部为阳，督脉为阳脉之总纲，能统摄全身阳气。督脉铺灸可改善体质，增强抵抗能力，发挥整体调节作用。督脉两侧的背俞穴与脏腑位置高下相当，可以近攻，调节脏腑功能而收捷效。对于不同部位的病变，可多选择不同的脊柱节段重点灸治。铺灸用细软如棉的艾绒，艾叶辛温性烈，能通行十二经，振奋元阳，祛寒逐冷，艾绒燃烧时速度慢，具有火力匀、渗透强的特性，使其功效更强。艾火燃烧时，中心温度可达数百度不等，所产生的近红外辐射有较高的穿透能力，温热渗透到表皮、结缔组织、血管、神经系统被组织所吸收。生姜对皮肤有刺激作用，可渗透于人体，扩张局部血管，改善血液循环，经艾绒加温后，其作用可增强数倍。生姜、铺灸药泥的化学性刺激，均与灸火的温热刺激叠加，协同发挥功效，增加其温通效能。

（2）艾灸法：艾灸法可以激发人体正气，增强抗病能力。其艾绒燃烧的热力可通过穴位传入体内，热的感传可以养血益气，温经通络，使经络、气血通畅，达到"通则不痛"的目的。现代研究也证实，艾灸在燃烧时产生的辐射能谱是红外线，可使人体穴位内上千分子的氢键产生受激相干谐振吸收效应，通过神经-体液系统传递人体细胞所需的能量，也能给缺乏能量的病态细胞提供活化能。通过经络腧穴系统这一特殊传递途径，可使能量到达病位而起效应。

4. 注意事项

（1）督脉铺灸：①铺灸前，患者应洗澡或局部清洗。②铺灸后，不要长驻低温环境，防止腠理闭塞，影响疗效。③铺灸后禁食生冷、荤腥等刺激性食物。④个别穴位对药物过敏、灸后不久即感烧灼、疼痛难忍者，可提前去掉。⑤如起疱可按灸疮处理，注意局部清洁，及时对症处理。

（2）艾灸疗法：产后必须格外注意自我调护，及时调养，以免遗患无穷。产后身痛多由血虚所致，宜多食营养丰富的食品，如猪肝、桂圆、大枣、红豆等。产后痛甚时，宜卧床休息，保证充足睡眠。恢复期可适度下床活动，但避免劳累过度致肌体酸痛。

（3）穴位注射合火龙灸法：经期禁用。

5. 临床应用　苏红利将72例产后身痛患者随机分为试验组和对照组各36例，试验组采用督脉铺灸药物治疗，对照组采用单纯督脉铺灸治疗。均以10天为1个疗程，连续治疗3个疗程。结论：两组治疗血虚型产后身痛均有较好疗效。督脉铺灸治疗血虚型产后身痛，安全无副作用，疗效确切（$P<0.05$），便于医者操作，易于患者接受，值得临床广泛推广应用。

　　张娜观察穴位注射合火龙灸法治疗产后身痛的临床疗效。将产后身痛患者分为两组。对照组给予针刺联合电针、TDP 照射治疗，治疗组给予穴位注射合火龙灸法，两组均治疗 2 个疗程后判定疗效。结果：穴位注射合火龙灸法治疗产后身痛疗效确切（$P<0.05$）。

　　刘慧艳观察艾灸法治疗血虚型产后身痛的临床疗效。所有血虚型产后身痛患者均采用艾灸法治疗，疗效显著（$P<0.05$）。

二、针刺疗法

　　1. 适应证　产后关节酸楚，肢体麻木，甚则疼痛，面色萎黄，头晕心悸；痛无定处，或冷痛剧烈，宛如针刺，得热则舒，或关节肿胀、麻木、重着。

　　2. 操作方法

　　（1）针刺法：以补益气血、活血通络止痛为治则，选五脏背俞穴、膈俞、大椎穴为主穴。根据疼痛关节部位的轻重不同，在病变局部选择相应的腧穴：手、足关节疼痛，取八风、八邪、内庭、太冲、中渚、合谷、后溪、申脉；肘、膝关节疼痛，取曲池、手三里、犊鼻、鹤顶、委中；颈、肩关节疼痛，取大杼、风池；腰、髋关节疼痛，取腰阳关、命门、秩边等进行治疗。

　　（2）温针灸：①血虚证：取上星、风府、肺俞、三阴交、太溪、足三里等穴。若两肩疼痛，则在上述基础上，再加肩三针、天宗、秉风；上肢疼痛，加曲池、手三里；下肢疼痛，加环跳、承扶、风市、殷门、委中等穴。②风寒证：取风池、大椎、肺俞、膈俞、足三里、内关等穴。根据两种不同病情，进行对症针灸。在留针的过程中，于针柄上或裹以纯艾绒的艾团，或者是取 2cm 长的艾条一段，套在针柄上，距离皮肤 2 ~ 3cm，然后再将下段点燃施灸。在燃烧的过程中，如果患者感觉灼烫难忍，可以在穴位上放置一块硬纸片，用来减少火力。共治 7 ~ 30 天。

　　（3）针刺联合 TDP 灯照射法：主穴：气海、关元、曲池、血海、阳陵泉、足三里、三阴交、风池、大椎，并在疼痛局部选取 3 ~ 8 个配穴。针刺前均常规消毒，大多主穴用补法，但风池、大椎、曲池、阳陵泉及配穴用平补平泻法。针刺得气后留针 30 分钟出针。同时配合 TDP 灯照射腹部神阙穴周围，1 天 1 次，连续 10 天为 1 个疗程。

3. 疗法特点 采用温针灸等治疗，不但具有物理的热能刺激，还具有生理的无菌性灼伤刺激，起效快，疗效好，易于操作，限制条件较少，无不良反应。对产后身痛患者实施温针灸，能够激发患者的经气，具有疏通经络、行气活血、虚实调和的功能，从而起到治疗的作用。

4. 注意事项

（1）针刺法及温针灸：嘱患者卧硬板床休息，治疗期间不宜多坐立及走动。隔天 1 次，10 次为 1 个疗程。

（2）经期禁用。

5. 临床应用 李滨对 50 例产后身痛患者使用温针灸方式治疗，具有良好的疗效（$P<0.05$）。及时对产后身痛患者进行对症治疗，可以有效避免因为耽误病情而引起患者继发的顽固性腰腿痛、类风湿性关节炎等疾病。使用温针灸治疗，无明显不良反应，疗效显著，有效提高了患者的生活质量，值得临床进一步推广与应用。

曹海波观察温针灸治疗产后身痛患者的临床疗效。方法：常规组采用针刺配合电针、TDP 照射治疗；观察组在常规组治疗基础上加用温针灸治疗。结果：温针灸治疗对产后身痛患者的身心症状改善有一定的疗效。

三、药浴疗法

1. 适应证 风寒证型产后身痛，症见产后或引产后产褥期间出现肢体关节酸痛、麻木，遇风或受寒后加剧者。

2. 操作方法 用产后沐浴方：倒勾刺 100g，五指风 100g，香茅 40g，防风草 50g，枫木叶 50g，独活 50g，桑寄生 50g，煎煮 50 分钟。选用专用特制木桶，直径 75～80cm，深 80cm，将煎液放入特制木桶内，根据季节变化及沐浴者的耐受度调节沐浴温度，一般为 38～42℃，人坐桶内熏蒸、擦浴、浸泡，时间 20～30 分钟，每日 1 次，10 次一个疗程。（图 7-5）

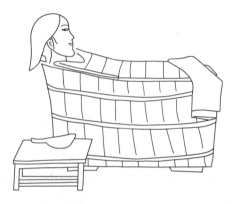

图 7-5 药浴示意图

3. 疗法特点 药浴疗法通过经络传导、温热效应，使热能及药物的有效成分从皮肤吸收，直达病变部位。药浴方具有通络解毒、舒筋活血、除湿祛风作用。产妇产后身痛患者应用本法，可有效促进患者病情康复，缓解周身关节麻木疼痛、肿胀不利等症状。

4. 注意事项

（1）注意保持药浴的温度。

（2）药浴时，注意保暖通风。冬天注意保暖，夏天注意避风。全身沐浴后要注意擦干身子，穿好衣服，稍加休息后再外出，以免感冒。

（3）饭前饭后半小时不宜药浴。

（4）高热大汗、高血压病、主动脉瘤、冠心病、心功能不全以及有出血倾向者不宜进行药浴。

5. 临床应用 许桂贤选取产后身痛产妇，按治疗方法的不同分为两组各 100 例。研究组应用瑶医"产浴草"药浴疗法，对照组应用传统中药口服疗法。研究组的临床有效率显著（$P<0.05$），可有效促进患者病情康复，缓解周身关节麻木疼痛、肿胀不利等症状，效果确切，值得临床推广。

四、贴敷疗法

1. 适应证 产后全身肌肉酸痛，以腕、髋、踝等全身大关节酸痛为主之血虚证或风寒证。查血沉、类风湿因子等均无异常，无家族类风湿病史。

2. 操作方法 取玄胡、细辛、麻黄、桂枝各 4 份，甘遂、白芥子各 2 份，冰片、樟脑各 1 份，共研细末。使用当日用生姜汁调成膏状，捏成直径为 1cm，厚 0.3cm 的贴片，为三伏贴膏。取肺俞、至阳、膈俞、肾俞、足三里为第 1 组；外关、气海、关元、血海、足三里穴为第 2 组。用防过敏胶布，将贴片固定于单组穴位 4 ~ 6 小时。每隔 7 天敷贴 1 次，三伏天内两组穴位交替使用两次。

3. 疗法特点 产后身痛多由血虚受寒引起，治宜养血活血、疏散风寒。肾俞、足三里、气海、关元均为人体强壮穴，可扶助正气，因"正复邪自除"；取膈俞、血海活血调血，遵"风为百病之长""血行风自灭"之意；而"邪之所凑，其气必虚"，故选外关、肺俞祛邪外出。细辛、麻黄、玄胡散寒止痛，甘遂、白芥子逐水利湿，冰片、樟脑透皮止痛。三伏天贴膏，将穴位刺激、药物外治很好地结合在一起，通过经络调理和药物的药理作用，宣通腠理，使"伏邪"外出，体现了"天人相应"和"春夏养阳"的观念。三伏贴膏外治法痛苦小，既可局部对症，也可整体调理，即时疗效佳，容易被患者接受。

4. 注意事项

（1）治疗期间忌食生冷辛辣发物，禁冷水浴。

（2）如果敷后局部灼热刺痛难忍，可及时揭下。贴敷处起疱时，可酌情处理,尽量避免使用烫伤膏或消炎止痛药,以免减轻疗效。

(3)因中药有毒性成分,哺乳期间不宜使用。

(4)妇女产后气血阴液俱虚,贴敷后温燥太过会劫灼阴液,故口干时应多热饮。

(5)三伏贴膏一般连用3年为1个疗程,为巩固疗效,可连续治疗3~5年。

5. 临床应用　詹明洁用三伏贴膏治疗产后身痛1例,疗效显著。

五、熏蒸疗法

1. 适应证　产后出现周身关节屈伸不利,疼痛无定处,有剧烈的锥刺样疼痛,肢体麻木、重着、肿胀,步履艰难。

2. 操作方法　选用独活寄生汤:羌活10g,荆芥10g,乳香10g,没药15g,黄芪10g,葛根10g,附子10g,桑枝15g,益母草10g。以水煎煮2次,获得300mL药汁,并将其放入浴箱加热器中,以中药蒸汽仪进行熏蒸,每次30分钟,每日1次,持续熏蒸7天为1个疗程。

3. 疗法特点　熏蒸法是中医常用的一种外治疗法,通过全身熏蒸,以达到促进血液循环,激活机体免疫机能的功效。其借药液氤氲之气,广泛分布于腧穴、孔窍、皮肤等部位,药物通过腠理,入经脉、血络,直达病灶,快速发挥药效。产后身痛是肝肾亏损,气血两虚,营养失调,风寒之邪乘虚而入所致,以致经络气血运行不畅,不通则痛。本法以熟地、牛膝、杜仲、桑寄生补肝肾,壮骨强筋;当归、白芍和营养血;桂枝温经散寒,通利血脉;桂枝配白芍能调和营卫;党参、茯苓、甘草健脾益气;独活、细辛入肾经,祛风止痛;秦艽、防风调行肌表,祛风散寒。诸药合用共奏补肝肾,益气血,祛风寒,止痹痛之功。

4. 注意事项

(1)熏蒸过程中要掌握适宜的温度,以患者所能承受的最大限度为佳。

（2）嘱患者对熏蒸部位加强保暖，防止风寒侵袭。

（3）嘱患者在治疗期间多饮水。

5. 临床应用 张志群、李秋霞方法：以产后身痛患者作为研究对象，将其随机等分为观察组和对照组，对照组患者予口服阿司匹林，观察组加用中药熏洗治疗。使用便携式单人桑拿浴箱，选用独活寄生汤煎煮药汁，将药汁放入浴箱加热器中进行蒸汽熏洗。治疗后，观察组中医症状评分及 NPRS 评分均明显低于对照组，差异有统计学意义（$P < 0.05$）。对照组治疗有效率明显低于观察组，差异有统计学意义（$P < 0.05$）。说明中药熏洗治疗产后身痛安全有效。

六、推拿疗法

1. 适应证 产后出现周身关节屈伸不利，疼痛，无定处疼痛，有剧烈的锥刺疼痛感，肢体麻木、重着、肿胀，步履艰难。

2. 操作方法

（1）点按穴位：取穴百会、肩井、天宗、肝俞、脾俞、胃俞、大肠俞、关元、环跳、血海、委中、足三里、阳陵泉、承山、三阴交、缺盆、肩髃、手三里、内关、合谷等。用补法，以穴位有得气感为宜，点按穴位，使全身气血通畅，为下一步的治疗做准备。

（2）推拿手法：在点穴之后，用一指禅指法、拿法、擦法、揉法在躯体及四肢部操作，临床上可根据患者不同部位症状的轻重，手法也有所侧重。（图 7-6）

躯体部手法：患者取俯卧位，医生五指拿五经至颈项部，再拿肩井，然后用一指禅推法、擦法沿着背部膀胱经上下往返治疗，时间约 8 分钟，以肝俞、脾俞、肾俞、大肠俞为主。再用擦法自大椎至肩峰处，沿着冈上肌往返数次。

四肢部手法：①下肢：用擦法治疗，沿着臀部向下至大腿、小腿。以环跳、委中、承山及跟腱为重点治疗部位，同时配合髋关节后伸的被动活动，时间约 5

分钟。②上肢：用擦法自上臂内侧至前臂进行治疗，以肘关节及其周围为重点治疗部位，在进行手法的同时配合上肢外展和肘关节伸屈的被动活动。继之在腕部手掌和手指用一指禅推法，同时配合腕关节活动，最后拿手三阴、手三阳经各3遍。

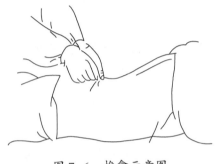

图 7-6　推拿示意图

3. 疗法特点　推拿直接作用于皮肤、肌肉，使手法的机械能转化成热能，促进毛细血管扩张，增加局部皮肤、肌肉的营养供应，使肌肉萎缩得以改善。手法的继续挤压，可增快血液和淋巴的循环，加速了水肿的吸收，使肿胀、挛缩缓解或消除；通过活动各关节，可解除肌肉的粘连、强直。研究表明：及早配合推拿治疗，可减少后遗症残留症状的发生率，尤其肌肉废用性萎缩及褥疮的发生率明显低于对照组。

4. 注意事项　应嘱患者尽早主动参与上肢的活动；采用中、西药物，针灸治疗的同时，及早地配合推拿治疗，可以提高疗效。

5. 临床应用　毛雪芬以推拿治疗产后身痛，取穴百会、肩井、天宗、肝俞、脾俞、胃俞、大肠俞、关元、环跳、血海、委中、足三里、阳陵泉、承山、三阴交、缺盆、肩髃、手三里、内关、合谷等，躯干部点穴后用一指禅法，四肢用擦法、拿法，40例中痊愈29例。

参考文献

［1］苏红利.督脉铺灸治疗血虚型产后身痛的临床研究［D］.郑州：河南中医学院，2014.

［2］张娜.穴位注射合火龙灸法治疗产后身痛40例［J］.中医研究，2015，28（7）：46-48.

［3］刘慧艳.艾灸治疗血虚型产后身痛临床观察［J］.中医学报，2014，29（3）：4-455.

［4］李滨.产后身痛温针灸治疗的效果研究［J］.中医中药，2015（9）：213.

［5］曹海波.温针灸治疗产后身痛临床观察［J］.新中医，2014，3（4）：179-182.

［6］许桂贤.瑶医药浴在产妇产后身痛100例中的应用［J］.中国民族民间医药，2014（11）：13.

［7］詹明洁.三伏贴膏治疗产后身痛1例［J］.针灸临床杂志，2011，27（8）：29.

［8］张志群，李秋霞.中药熏洗治疗产后身痛的临床疗效观察［J］.护理实践与研究，2015，12（8）：147-148.

［9］毛雪芬.推拿治疗妇女产后身痛40例临床观察［J］.按摩与导引，1998（3）：26.

（卞静静）

第七节 产后小便不通

产后小便不通是指产后产妇发生排尿困难，小便点滴而下，甚则闭塞不通，小腹胀急疼痛者，又称"产后癃闭"。多发生于产后3日内，亦可发生在产褥期中，以初产妇、滞产及手术产后多见，为产后常见病。本病相当于西医"产后尿潴留"。

中医认为，产后小便不通的主要病机是膀胱气化失司所致。《素问·灵兰秘典论》云："膀胱者，州都之官，津液藏焉，气化则能出矣。"尿液的正常排出，有赖于膀胱的气化，而膀胱的气化功能，又与肺、脾、肾三脏密切相关。因肺主气，通调水道，下输膀胱；脾主运化，传输水液；肾主水，司二便，与膀胱互为表里。若肺脾气虚，肾阳不足，或瘀血阻滞，可导致膀胱气化失常，发为小便不通，故常见的病因有气虚、肾虚和血瘀。

治疗产后小便不通，应以"通利小便"为主。虚者宜补气温阳，化气行水以助膀胱气化复常；或滋肾养阴，通利小便。实者应活血化瘀、理气行水以利膀胱气化。因病在产后，不可滥用通利小便之品。临证还应注意产后耗气伤津之特点，酌情选用补气与养阴之品，以防邪去正伤。本病及时治疗后，大多可以治愈。若延治，膀胱过度膨胀可致破裂，或肌肉失去张力而难以恢复，膀胱积尿过久，易感染邪毒致产后尿淋，严重影响产妇生活及产褥期恢复。外治常采用灸法、针刺疗法，以及按摩、穴位贴敷等方法。

一、艾灸疗法

1. 适应证 产后小便不通之气虚、肾虚证。小腹胀急疼痛，或小便清白，点滴而下，倦怠乏力，少气懒言，语音低微，精神萎靡，面色少华，四肢乏力。

2. 操作方法

（1）葱白隔盐灸：葱白 20g，盐 10g，艾炷一卷。先把盐置于脐中填平，然后将葱白捣成糊状，做成葱饼放于盐上，再用艾炷在葱饼上灸脐部，待产妇感觉腹部有热气感，再绕脐左右灸之，灸 20～30 分钟即可。一般均在 10～60 分钟内即可自行排尿，灸后即有尿意感。

（2）艾灸：主穴肾俞、膀胱俞、三阴交、神阙、中极、气海等，将艾条一端点燃，对准以上穴位 0.5～1.0 寸高度施以灸法，使患者局部有温热感而无灼痛，一般每穴灸 5～10 分钟，皮肤红晕不起疱即可。

3. 疗法特点　葱白性辛温，有通阳利水之功。李时珍曰："葱白外应皮毛，内含阴阳，有发散通阳之功。"又藉艾叶灸神阙穴而有温经通络之效，帮助葱白发挥其温阳化气之作用。脐中为神阙穴，灸之可治二便不通。此方法中医学记载治产后小便不通，其效如神。"葱白隔盐灸"有温经通络，促使气化功能恢复正常，解除产妇尿闭不通之苦。

4. 注意事项

（1）过饥、过饱、大汗淋漓、情绪不稳者禁灸。

（2）某些传染病、高热、昏迷、抽风期间，或身体极度衰竭，形瘦骨立等禁灸。

（3）施灸时，因暴露部分体表部位，故冬季要保暖，夏季要防中暑，同时还要注意室内温度的调节和开换气扇，及时换取新鲜空气。

（4）防止晕灸：晕灸虽不多见，但一旦晕灸则会出现头晕、眼花、恶心、面色苍白、心慌、汗出，甚至发生晕倒等症状。出现晕灸后，要立即停灸，并躺下静卧，再加灸足三里，温和灸 10 分钟左右。

5. 临床应用　邓娟妹，黄雪环选产后小便不通的产妇 50 例为研究对象，随机等分为观察组和对照组，对照组给予诱导排尿，观察组采用艾灸关元、中极、三阴交穴位,缓解产后小便不通。结果显示,产后小便不通采用穴位艾灸治疗,方便有效($P<0.05$)。

魏宝玉用艾灸治疗产后 1 ~ 7 天未自解小便的产妇,其中 17 例于产前就有小便不利症状。用艾灸治疗有显著疗效($P<0.05$)。

高岩、荆秀华用葱白隔盐灸治疗产后小便不通得到满意的疗效。

二、针刺疗法

1. 适应证

(1)电针疗法:产后排尿困难,小腹胀急、疼痛,甚或小便癃闭为主要症状。

(2)温针灸:产后小便不通,小腹胀急疼痛,或小便色白而清,点滴而下,精神萎靡,气短懒言,腰膝酸软,面色少华或晦暗。

(3)针推治疗:产程较长,产后小便不通或点滴而下,小腹胀满刺痛。

(4)芒针疗法:产后小便不通是指妇女产后小便潴留膀胱,难以排出或点滴而下,小腹胀急、疼痛为主。

2. 操作方法

(1)电针疗法:主穴取关元、中极,配穴取三阴交、阴陵泉、列缺。随症选穴:气血虚者加足三里,便秘者加支沟,气虚者加气海,气血瘀滞者加行间。针刺之前,用导尿方法将尿排空,然后再行针刺。刺关元、中极,针呈 45° 角度向下斜刺,以针感传至前阴为佳;三阴交、阴陵泉直刺 1 ~ 1.5 寸,以针感向下传至足为好;列缺向肘斜刺 0.2 ~ 0.3 寸;三阴交、阴陵泉、列缺左右两穴均针刺。得气后,将针柄一一接上电疗仪,中等强度,用连续波通电 20 ~ 30 分钟,每日1 次。

(2)温针灸:取穴中极、关元、石门、气海、足三里、三阴交、血海。操作:患者取仰卧位,暴露下腹部及双下肢,双腿呈半屈膝状,腘窝部位放置靠垫,以放松腹部来减轻会阴部位的疼痛。轻叩膀胱，检查膀胱的充盈程度。治疗穴位皮肤常规消毒，关元等腹部穴位斜刺，血海、中极得气后行捻转泻法，其余穴位行捻转补法，以针感向会阴部放射为度。留针时，将纯净细软的艾绒捏在针尾上点燃施灸，待治疗部位皮肤潮红，患者感到热气入内，艾绒燃完后除去灰烬，将针起出。

（3）针推疗法：取中极穴，脐下4寸直刺1寸；三阴交穴，内踝高点上3寸，胫骨内侧面后缘直刺1.5寸。留针10分钟，施以提插捻转平补平泻手法。配合推拿：取脐与耻骨联合中间的利尿穴，做逆时针环形揉摩，按压时逐渐加力，以患者能够忍受为度。

（4）芒针疗法：主穴取上髎（双）、中髎（双）、次髎（双）、会阳（双）。配穴：伴倦怠乏力、少气懒言、面色少华、舌淡胖大、边有齿痕、脉缓者，属肺脾气虚，加刺足三里（双）、阴陵泉（双）、气海俞（双）、列缺（双）、膻中；伴面色晦黯、腰膝酸软、舌淡、苔薄白、脉沉迟者，属脾肾阳虚，加刺肾俞（双）、膀胱俞（双）、照海（双）、三阴交（双）。患者取俯卧位，暴露腰骶部位，以碘伏棉球常规消毒上髎（双）、中髎（双）、次髎（双）、会阳（双），医者首先选择上髎穴，手持6寸芒针，以45°角沿着骶骨向尾骨方向斜刺，进针3.5~4寸，针下有沉滞感，患者自觉酸、胀，其针感可向少腹、前阴及肛门、直肠等部位放射。同样，依次选取次髎、中髎、会阳，按照上述针刺方法针刺。其余配穴按常规针法，用平补平泻或补法，或强刺激，留针30分钟。每日1次，6次为1个疗程，针刺后有尿意时或留置尿管尿道口处有溢尿，即可拔除尿管。

3. 疗法特点

（1）电针疗法：针刺宜平补平泻；接电疗仪，使刺激得以持续，有助于气至病所。关元能补虚阳、益元气，中极具有培元助气化的作用，三阴交疏通足三阴气血、调节下焦气机以助气化，阴陵泉健脾、清热、利尿，列缺宣肺、理气、利水。五穴配合，共奏补肾、益气、理滞、健脾、通调水道之功，故对产后小便不通有较好的疗效。

（2）温针疗法：温针灸是一种针刺与艾灸相结合的治疗方法，适用于既需要留针，又适宜艾灸治疗的各种病证。治疗原则为温经通脉、补中益气、调和气血、通阳利尿。中极为任脉与足三阴经交会穴，又为膀胱募穴，有助阳利水之功效。关元、气海为任脉强壮保健要穴，对产后气血虚弱、肾气不固之证，可温补下元，振奋元气，鼓动膀胱气化。石门为三焦募穴，有利于通调三焦气机，以助膀胱气化，通利小便。足三里为多气多血之胃经的合穴，亦为强壮保健之要穴，有补益气血、调理气机之功。足三阴经之交会穴三阴交能通调气血，配以血海更添消除瘀血阻滞之功。此法是一种简便易行、起效迅速、针灸并用的治疗方法，值得临床应用。

（3）针推疗法：治疗所选穴位均是临床筛选出来的。中极为膀胱募穴，能温补下焦元气，鼓舞膀胱气化而达启闭通尿功能；三阴交能疏通足三阴气血，清利脾经湿热，通调下焦气机以利小便。再配合推拿利尿穴，疏利气机，行瘀散结，缓解筋脉瘀滞，可统治产后、术后小便不通。本疗法的治疗原理比较复杂，可能是通过如下一些作用而达到治疗的目的。第一，局部的刺激作用：针推可使局部血管扩张，促进血液循环，改善膀胱组织营养，促使膀胱肌肉收缩功能增强；又可提高丘脑－垂体－肾上腺系统的功能，激发机体的调解作用，使膀胱内部张力增加，达到排尿。第二，经络的调衡作用：针推具有疏通经络、宣通气机、引尿外出的效果，通过经脉的调整，达到扶正固本、治病祛邪的目的。

（4）芒针疗法：上髎、次髎、中髎、会阳皆属足太阳膀胱经腧穴，皆有强腰膝、补下焦、通经络的作用，可助膀胱气化，并有健脾益肾、补气温阳的功效。临床凡属肺脾气虚的患者，酌情选用足三里、阴陵泉、气海俞、膻中。足三里、阴陵泉有调理脾胃，补中益气，健脾利水的功效，而列缺为手太阴之别。芒针针体细长，体长刺深是其特点，能刺"深邪远痹"，临床应用一般以 5 ~ 8 寸为多，其针法独特，疗效显著。上髎、次髎、中髎、会阳，只有进针 3.5 ~ 4 寸时，才会使针感向少腹、前阴及肛门、直肠等部位放射，达到通利小便的目的。

4. 注意事项

（1）电针疗法：电流量应逐渐从小到大，切勿突然增强，以防肌肉强烈收缩，使患者不能忍受，或造成弯针、断针、晕针等意外。有心脏病者，避免电流回路通过心脏。

（2）温针灸：温针灸要严防艾火脱落，灼伤皮肤。可预先用硬纸剪成圆形纸片，并剪一至中心的小缺口，置于针下穴区上。温针灸时，嘱咐患者不要任意移动肢体，以防灼伤。

（3）针推疗法：①推拿前患者排空大小便，穿好舒适的衣服，需要时可裸露部分皮肤，以利于推拿。②推拿时，术者不要用力太大，并注意观察患者的全身反应，一旦出现头晕、心慌、胸闷、四肢冷汗、脉细数等现象，应立即停止，采取休息、饮水等对症措施。③为避免推拿时过度刺激施术部位皮肤，可以涂用一些皮肤润滑剂，如爽身粉、推拿按摩膏、凡士林油等。④推拿时，保持一定的室温和清洁肃静的环境，既不过冷，也不可过热，以防患者感冒，影响推拿效果。⑤过于疲劳、精神高度紧张、饥饿者不宜针刺。⑥手法要轻柔、缓和，用力要深沉，动作要有节律，时间 5 ~ 10 分钟。

（4）芒针疗法：①芒针的针体长而细，操作起来较为困难。如果技术不熟练，很容易发生弯针。②有的患者可能对芒针产生恐惧心理，应在治疗前做好思想工作，防止发生晕针。③为防止出现弯针，病人的体位摆放必须舒适持久，并嘱病人不可随意改变体位。④因芒针在皮下刺得深，操作时应缓慢进针与运针，切忌快速提插。⑤采用芒针治疗，需熟悉人体穴位深部的解剖知识，在胸背部和重要脏器部位，宜采用皮下横刺，禁用直刺，以防刺伤脏器。

5. 临床应用 王发根等针刺主穴中极、阴陵泉（双侧）、足三里（双侧）、三阴交（双侧）26 例，疗效显著（$P<0.05$）。由此可见，选用针刺中极、三阴交、

阴陵泉、足三里四穴，随证配伍血海、气海、关元治疗产后小便不通，无论是临床实践还是理论上，都有可靠疗效。

辑彩云用电针治疗产后小便不通 40 例，疗效显著（$P<0.05$）。

徐星颖，盛晓英用温针灸治疗产后小便不通 60 例，对经物理诱导排尿无效者选取中极、关元、石门、气海、足三里、三阴交、血海穴，采取温针灸治疗，效果确切（$P<0.05$）。

李亚萍采用针刺中极、三阴交穴配合推拿利尿穴治疗产后、术后小便不通 62 例，收到满意效果。

杨玉霞，伊占华用芒针针刺治疗产后小便不通 49 例。治疗组予芒针针刺上髎（双）、中髎（双）、次髎（双）、会阳（双）为主，对照组予新斯的明注射液肌注。观察 6 次为 1 个疗程，治疗组总有效率 91.8%，对照组 76.1%，两组总有效率比较有统计学意义（$P<0.05$）。

三、贴敷疗法

1. 适应证 气虚、肾虚型产后小便不通，小腹胀急，精神萎靡，少气懒言。

2. 操作方法

（1）白芥子外敷：白芥子 5g 研末，纱布包裹，置神阙穴，胶布固定后热敷（50℃）约 30 分钟，每日 2～3 次。

（2）葱白炒热外敷：用切碎的葱白炒热敷脐部。

3. 疗法特点

（1）白芥子外敷：白芥子辛温，性善走散，具有利气、通络、宣肺的作用。神阙为任脉穴位，任脉有络脉通于膀胱。因此，通过白芥子神阙穴外敷，可达到通窍、通络、利水的目的。小便解后，宜用温补肺脾肾之中药善后，以治其本。

（2）葱白炒热外敷：用热葱白外敷少腹以助散寒，使膀胱气化功能复全而愈。

4. 注意事项

（1）所贴患部一定要严格消毒，注意膏的软硬度；伤口处可先用高锰酸钾溶液洗净脓血，拭干后再贴。

（2）患处如因敷药而发生水疱、损烂，可将膏药取下，涂以龙胆紫药水。大的水疱应以消毒针挑破，流尽液体，再涂紫药水。破溃的水疱可以涂上消炎软膏，外用无菌纱布包扎，以防感染。

（3）注意温度要适当。避免过凉药效不佳，过热烫伤皮肤。

5. 临床应用

马天丽用白芥子外敷 29 例患者中，25 例敷药 1 次见效，4 例敷药 1 次后小便通而不畅，配合诱导疗法或继敷 2～3 次，均痊愈。

四、按摩疗法

1. 适应证　新产后排尿困难，小腹胀急疼痛，欲解不出。并发症主要为尿路感染，患者可稍发热或不发热，尿常规白细胞增加。

2. 操作方法　首先使用按摩排尿。如插有导尿管，应事先拔除，必须等膀胱充盈时方可进行。嘱患者平卧床上，令其做提肛运动；然后医者以患者肚脐为中心，按顺时针方向，由轻至重，用掌心揉按腹部，并逐步向下腹移动；同时配合震颤手法，使患者腹肌放松 5～10 分钟；再用手指点气海、关元、水道、中极、归来、三阴交等穴，共 8～10 分钟。完成后嘱患者下床，稳坐在凳子上，下放尿盆。医者站在患者右侧，用左手扶住病者右肩，右手轻揉其小腹 1～2 分钟；然后嘱患者深吸气，收小腹，做提肛运动，至屏住气欲呼气时，医者用左手拉患者右肩，使身体微向前屈，右手用力紧按其小腹，并使力量逐渐往下移；同时患者呼气，挺腹，呈用力解小便状，配合得好，1 次就能排出小便。如小便还未排尽，患者可休息一会儿，医者仍用右手掌轻揉患者小腹，使腹肌放松，过 2～3 分钟重复上法，再来 1～2 次，使小便排尽。基本上用此手法 1 次就能成功。

3. 疗法特点 按摩、点穴，达培肾固本，调气回阳，清热利水，迅速排尿之目的。

4. 注意事项 按摩排尿时，一定要按程序进行。医者用力按患者小腹时，要用整个手掌，手法由轻转重，压力逐渐下移，从上至下压迫膀胱，帮助患者用力，促进小便排出。按摩排尿后，应嘱患者每日仰卧床上，再做提肛运动 3～5 次，坚持 3～4 天，锻炼腹部肌肉，增加腹压，以利排尿。

5. 临床应用 江华鸣采用按摩（脐及下腹部）及中药治疗新产后小便不通 36 例，全部有效。说明按摩及中药治疗新产后小便不通有很好的疗效。

参考文献

[1] 邓娟妹，黄雪环.穴位艾灸治疗产妇产后小便不通的疗效观察 [J].护理实践与研究，2013，13（7）：143-144.

[2] 魏宝玉.灸法治疗产后小便不通 87 例 [J].湖北中医杂志，1995，17（115）：42.

[3] 高岩，荆秀华.用葱白隔盐灸治疗产后小便不通 10 例护理体会 [J].中级医刊，1979（7）：33.

[4] 王发根，张学斌，高越会.针刺治疗产后小便不通 26 例 [J].实用中西医结合临床，2012，12（2）：87.

[5] 辑彩云.电针治疗产后小便不通 40 例 [J].湖北中医杂志，1987，（1）：47.

[6] 徐星颖，盛晓英.温针灸治疗产后小便不通 60 例 [J].生物技术世界.2016.

[7] 李亚萍.针推治疗产后、术后小便不通 62 例临床观察 [J].针灸临床杂

志，1994，10（6）：20.

[8] 杨玉霞，伊占华.芒针针刺治疗产后小便不通的临床观察 [J].河北中医，2013，35（3）：402-403.

[9] 马天丽.白芥子外敷治疗产后小便不通29例疗效观察 [J].甘肃中医，2000，（5）：47.

[10] 江华鸣.按摩配合中药治疗产后小便不通36例 [J].陕西中医，1997，18（6）：270-271.

（卞静静）

第八节 产后大便难

产后大便数日不解，或大便艰涩，便时干燥疼痛者，称"产后大便难"，中医称为"产后便秘"。

产后大便难虽非重症，但却给产妇带来了较大痛苦。如不给予恰当的处理，可引起严重的多种并发症，还可影响患者的情绪，易出现心理障碍。历代医学家对本病都极为重视，对其给予详尽的阐述。《金匮要略》明确指出本病的成因为"亡津液，胃燥，故大便难"；《万氏妇人科》阐述："产后气虚而不运，故糟粕滞而不行，血虚而不润，故沟渎干涩而不流，大便不通而虚秘也。"现代医学认为本病的主要成因：①孕妇生产时饮水减少，加之生产时的大量出汗，使水分丢失；②目前孕产妇剖宫产及会阴侧切率增加，失血量较正常顺产者增多，同时由于排便时伤口疼痛，使产妇惧解大便，导致大便在肠管内存留时间过长，引起大便干结难解；③由于抗生素等药物的运用而产生的副作用所致大便干结。中医认为本病多因产后分娩失血，营养骤虚，津液亏耗，不能濡润肠道；或阴虚火旺，内灼津液，肠道失于滋润，传导不利；或素体气虚，又因产时耗气，大肠无力传送；或产后伤食，热结肠道，腑气不通所致。其病机关键为：亡血、耗气、伤津、肠道失润。因此，治疗应以益气、养血、润燥、通便为治疗原则。

防止产后大便难的发生，关键要注意饮食调养，要多饮水，多食清淡新鲜蔬菜，少食辛辣、煎炒之品，产后尽早起床活动。同时要指导患者养成每日定时排便的习惯。

在治疗上，现代医学常采用开塞露或灌肠外治法，但容易反复出现大便难的现象。中医以养血润燥为主，根据气阴血偏虚程度，或兼有内热或阳明腑实之异而随证变通。然产后大便秘涩以虚者为多，临证时不宜妄投苦寒通下之品，以免徒伤中气，重伤阴血。经积极治疗，一般很好治愈。但若失治误治，将导致阴亏火燥，甚至肛裂等。采用中医外治法，以穴位敷药、按摩、针刺、耳压等方法调理经络脏腑，补虚祛瘀，扶助元气恢复，对于产妇分娩后各器官恢复意义重大。

一、贴敷疗法

1. 适应证 产后大便干燥，数日不解，面色萎黄，心悸少寐，皮肤不润，腹无胀痛。

2. 操作方法

（1）敷涌泉穴法：取生大黄 5 ~ 10g 研为粉末，醋调为稀糊状，置伤湿止痛膏中心，紧贴于双足涌泉穴，10 ~ 15 小时后取下，一般用药 2 次可见效，配合贴脐则效果更佳。

（2）敷神阙穴法：将生大黄粉研成细末，用石蜡油调成糊状。用酒精棉签清洁神阙穴（肚脐），将大黄粉、石蜡油糊剂填满脐内，用 6cm×6cm 透明膜覆盖，用宽胶布固定，24 小时更换 1 次。皮肤敏感者，及时去除，待皮肤恢复正常后使用，连用 1 周。

3. 疗法特点 脐为神阙穴所在，为经络总枢，可沟通上下内外诸经百脉、五脏六腑。脐的表面角质层最薄，皮肤和筋膜、腹膜直接相通，血管丰富，渗透性强。因此，在脐部贴敷生大黄有利于药物的渗透和吸收，能使药物分子透过脐部皮肤进入血液循环，且作用缓和。

4. 注意事项

（1）早期多活动，多饮水，亦可用蜂蜜水饮服，多吃蔬菜水果。

（2）所贴患部一定要严格消毒，注意膏的软硬度，破口处可先用高锰酸钾溶液洗净脓血，拭干后再贴。

（3）患处如因敷药而发生水疱、损烂，可将膏药取下，涂以龙胆紫药水。大的水疱应以消毒针挑破，流尽液体，再涂紫药水。

（4）避免胶布潮湿或污染，防止皮肤感染。

5. 临床运用 王维恒运用穴位敷药法治疗产后大便难。用大黄研细末，醋调为稀糊，贴双足心涌泉穴；或配合以大黄研细末，与芒硝混合，用白酒调成糊状，贴敷于神阙穴，一般用药2次可见效。

苏军辉、潘德强将108例产后便秘患者随机分为对照组和观察组各54例。对照组予常规护理，观察组在此基础上采用大黄粉贴敷神阙穴，并观察两组治疗效果。结果观察组显效38例，好转14例；对照组显效16例，好转28例。观察组治疗效果明显优于对照组，说明大黄粉穴位贴敷配合护理干预可以解除产后便秘。

二、按摩疗法

1. 适应证 产后大便干燥，数日不解，皮肤不润，腹无胀痛；或时有便意，临厕无力怒责，汗出气短，便后倦怠疲惫。

2. 操作方法

（1）排便时，从盲肠经横结肠向降结肠做顺时针按摩，也可用于排便前在床上按摩。方法：排空小便，仰卧位平躺在床上，用右手掌根紧贴腹壁，左手叠在右手背上，双手轻轻用力，按右下腹、右上腹、左上腹、左下腹的顺时针方向循环按摩，周而复始。

（2）运用我国传统中医推拿手法中的一指禅推法、摩法、按法、揉法，对患者进行穴位按摩。患者仰卧位，用一指禅推法在中脘、天枢、大横穴处治疗，每穴1分钟，再以顺时针方向摩腹约10分钟；然后取俯卧位，用一指禅推法沿脊柱两侧从肝俞、脾俞到中髎往返治疗；再用按、揉、摩法在胃俞、肾俞、大肠俞、长强穴治疗，往返2~3遍，时间约5分钟。每日3次，中病即止。

3. 疗法特点 食物经过消化进入肠道的排出方向为右下腹、右上腹、左上腹、左下腹，按此顺序按摩可以促进肠蠕动，促进大便的排出。用中医按摩手法作用于相应穴位，使气随经络至胃肠，促使肠道植物神经功能迅速活跃，使肠道组织血液循环及新陈代谢明显加快，促进消化腺分泌，增强肠蠕动功能和直肠张力，使肠道传送有力，肠道蠕动节律增强，清除肠内积滞，最终达到肠道通利、气血通畅、改善便秘的目的。

4. 注意事项　按摩前排空膀胱，取平卧位。手法要得当，手法从轻到重；取穴应准确，顺序按摩。最好在早晨起床前进行，也可根据自己的排便习惯，在排便前 30 分钟按摩。

5. 临床应用　王维恒运用按摩法治疗产后大便难：排便时从盲肠经横结肠向降结肠做按摩，有助于顺利排便，一般 100 次左右可出现便意。

相小燕以四物汤加味煎服的同时，运用我国传统中医推拿手法中的一指禅推法、摩法、按法、揉法对患者进行穴位按摩。对照组仅服用四物汤加味煎服。结果：治疗组总有效率 97.2%，对照组总有效率 92.8%；治疗组治愈率 91.7%，对照组治愈率 75.0%。总有效率无显著性差异（$P > 0.05$），但治疗组治愈率优于对照组，有显著性差异（$P < 0.05$）。

三、压穴位法

1. 适应证　产后大便干燥，数日不解，面色萎黄；或时有便意，临厕无力怒责，汗出气短，便后倦怠疲惫。

2. 操作方法

（1）指压穴位法：在排便前用双手各一指压揉迎香穴 5 ~ 10 分钟。也可按揉足三里穴数分钟，以有酸胀麻感觉为宜。

（2）手穴刺压法：取牙签 5 根，用宽 5cm 胶布捆紧，使其尖部呈梅花状，然后点刺大肠穴（食指掌指关节横纹中点）、小肠穴（食指第一关节横纹中点），并可与三焦穴（中指第一关节横纹中点）、肾穴（小指掌指关节横纹中点）、肝穴（无名指第一指关节横纹中点）相配伍，双手交替进行治疗。点压主穴，每次5～10分钟，每日2次，3天为1个疗程。

3. 疗法特点 手是人体神志和脏腑的代表。点压手部反射区反应点及经络体系穴位是给穴位良性刺激，气血畅通，使治疗疾病的信息得以传递，达到改善脏腑功能，祛除病变的目的。

4. 注意事项

（1）嘱患者思想放松，接受按压的手完全放松。点压前可饮热水一杯，点压部位涂上护肤油。

（2）饭后一小时内，不宜点压按摩。

（3）可每日连续按压。

（4）注意饮食调养，要多饮水，多食清淡新鲜蔬菜，少食辛辣、煎炙之品；产后应早期多活动，养成每日定时排便习惯。

5. 临床运用

王维恒采用手穴刺压法治疗产后大便难：取牙签5根，用宽5cm胶布捆紧，使其尖部呈梅花状，然后点压大肠穴、小肠穴，并配伍与三焦穴、肾穴、肝穴相配伍，双手交替点压治疗。按压第2天即见腹内肠蠕动感觉，第3天大便可排出。

四、针刺疗法

1. 适应证 剖宫产术后大便干燥，数日不解；或时有便意，临厕无力怒责。

2. 操作方法

（1）剖宫产术后8小时给予针刺大肠俞、足三里、天枢穴，每日1次，连续针刺7天。热结者加合谷、曲池；气滞者加中院、行间；气血虚弱者加脾俞、胃俞。

（2）取穴双侧足三里。用75%的酒精常规局部皮肤消毒，选用28号1.0～2.0寸毫针，针刺得气后，每隔3～5分钟行针1次，手法用平补平泻。留针20分钟，每日1次，连续3天为1个疗程。

3. 疗法特点　研究表明，针刺或艾灸天枢穴可以改善肠道功能，消除或减轻肠道功能失常而导致的各种证候。大肠俞配天枢，为俞募配穴法，有培土健中、消积导滞的作用，主治胃肠积滞、肠鸣腹泻。天枢配足三里，健脾降逆通腑。此三穴合用，健脾益气，降逆通腑，增强胃肠蠕动功能。针刺足三里，可调节肠道功能，可增强肠道肌肉收缩力，促进肠管有节律的蠕动，起到排便作用。

4. 注意事项　对首次进行针刺的产妇，针刺前应做好解释工作，消除产妇恐惧心理。观察产妇针刺后的神态，如出现出血、晕针、滞针、弯针、断针、血肿等异常情况时，应立即处理。

5. 临床应用　娄建玲运用针刺法干预产后便秘，通过对剖宫产产妇术后7天内进行针刺，对预防产后便秘起到良好的效果。

黎清婵等对100例产后便秘患者针刺双侧足三里并留针20分钟，每日1次，连续3天为1个疗程。另设对照组100例进行对比观察，2个疗程后统计疗效。治疗组治愈96例，好转4例，总有效率100%；对照组治愈94例，总有效率82.9%。两组总有效率比较 $P<0.01$。结论：针刺双侧足三里治疗产后便秘安全有效。

五、平衡针刺疗法

1. 适应证　产后出现大便艰涩，数日不解或排便时干燥疼痛，难以排出，甚则痔疮、脱肛。

2. 操作方法

（1）取穴：痔疮穴（位于前臂伸侧面，尺桡骨之间，前臂背侧腕关节至肘关节连线的上 1/3）、腹痛穴（腓骨小头前下方凹陷中）。

（2）方法：常规皮肤消毒，选用 0.30mm×75mm 一次性无菌针灸针。痔疮穴采取双侧取穴，直刺，进针 1～1.5 寸，以针刺前臂骨间背侧皮神经或前臂背侧皮神经出现的针感为宜；采用上下提插，以局部性出现的酸、麻、胀为主，不留针。腹痛穴采取双侧取穴，向足三里方向直刺 1～1.5 寸，以针刺腓总神经，或腓深神经、腓浅神经后出现的针感为宜；上下提插捻转，不留针，以局限性出现针感为主。平衡针第 1 个疗程，每天治疗 1 次；第 2 个疗程，隔天治疗 1 次。

3. 疗法特点 平衡针刺治疗，选取痔疮穴、腹痛穴，针刺得气后，快速出针，以通腑泄热、顺气导滞、益气养血及温阳开结。平衡针刺法标本兼治，益气扶正，养血填精，养阴生津，顺气导滞，润肠通便，从而使脾气健，气血流畅，津血足，肠润则大便自通。

4. 注意事项

（1）过于疲劳、精神高度紧张、饥饿者不宜针刺。

（2）有出血性疾病的患者，或常有自发性出血，损伤后不易止血者，不宜针刺。

（3）皮肤感染、溃疡、瘢痕不宜针刺。

（4）针刺后不要吹凉风，忌食辛辣刺激食物，保持针刺部位的清洁卫生，防止感染。

5. 临床应用 杨双娥、蒋彩云等将收治的产后大便难患者按随机数字表法随机分为两组。对照组给予大黄通便颗粒口服，治疗组给予平衡针刺（痔疮穴、腹痛穴）疗法，同时口服归芪通便膏，两组均以 10 天为 1 个疗程，共观察 2 个疗程。平衡针刺联合归芪通便膏治疗产后大便难的疗效确切（$P<0.05$）。

六、耳压疗法

1. 适应证　排便时间延长，2天以上1次，粪便干燥坚硬；重者大便艰难，干燥如栗，可伴少腹胀急、神倦乏力、胃纳减退等症。

2. 操作方法

（1）取穴：大肠、直肠、腹、皮质下、内分泌为主穴。肠道气滞者加肝、脾、胃、三焦穴；脾虚气弱者加脾、肺穴；脾肾阳虚者加脾、肾穴；阴虚肠燥者加肝、脾、肾穴。

（2）主要方法：用75%酒精常规消毒耳郭，耳穴探测仪探测出一侧耳部穴位的敏感点，将王不留行籽（用75%酒精浸泡30分钟后晾干）对准穴位，用0.5cm×0.5cm的氧化锌橡皮膏固定，并嘱自行以拇、食指循耳前后按压穴位，以酸胀麻痛为要，每天按压5次，每个穴位3分钟。3天后取下，按上述方法按压对侧耳穴。6天为1个疗程。

3. 疗法特点　耳部的神经分布非常丰富，同时耳穴具有高度敏感性，对耳穴良性刺激后会传导相应的神经元，以此激发机体内非特异性防御反应，动员体内各种免疫机制，调整机体的各项功能。

4. 注意事项

（1）耳郭皮肤有炎症或破溃者，不予使用。

（2）避免胶布潮湿或污染，防止皮肤感染。夏天炎热汗多者，耳穴贴压留置时间一般为2天，休息1天。

（3）对胶布过敏伴痒者，可取下胶布，休息3天后再贴压。必要时，加贴肾上腺穴，或遵医嘱予以抗过敏治疗。

5. 临床应用 齐金羚观察耳穴压籽预防产后大便难的临床疗效方法：将纳入研究的产妇随机分成预防组和对照组，2个疗程之后进行疗效总结：穴压籽能够有效预防和改善产后大便难的症状，疗效非常满意（$P<0.05$）。

康珲等用耳穴压籽法治疗产后便秘30例，并与口服麻仁丸相对照。14天为1个疗程，3个月经周期后比较疗效。结果：治疗组患者总有效率为90.0%，明显优于对照组的73.3%，差异具有统计学意义（$P<0.05$）。

七、艾灸疗法

1. 适应证 产后大便难之气阴两虚证。

2. 操作方法

（1）艾灸关元穴：取穴关元；艾炷标准：锥形，底面1.5cm，高2cm。

方法：患者取仰卧位，暴露穴位，将艾炷置于关元穴上点燃，燃烧至患者感觉发烫时再取下，换1炷继续点燃，共燃6炷，每日1次，10天为1个疗程，连续2个疗程。

（2）艾条灸：①取穴合谷、足三里、神阙等穴位进行；②施灸时，将艾条的一端点燃放入艾条盒内，并对准施灸部位，距离应以产妇感到局部温热且不灼热为宜，固定不动。③一般各穴施灸15～20分钟至局部皮肤出现红晕即停止，每日2次，行灸治疗24小时后，观察产妇产后便秘解除的临床效果。

3. 疗法特点 关元穴经属任脉，为小肠募穴、三阴经与任脉的交会穴，古人称为人身之元阴元阳。关元穴具有培补元气，补益下焦之功。募穴为脏腑之气所聚，并接近脏腑，为治疗疾病首选。通过刺激肠经募穴，胃动素有明显升高。艾灸的温通作用是产生各种效应和治疗多种疾病的主要作用机制，关元穴与艾灸作用的有机结合产生了治疗产后虚证便秘的综合作用。合谷为手阳明大肠经之原穴，肺与大肠相表里，取之可补益肺气；足三里为足阳明胃经之合穴，灸之可健脾益胃，扶正培元，促进胃肠蠕动。艾灸神阙穴能调理脏腑阴阳、调整胃肠，达到泻利通便的目的。

4. 注意事项

（1）一般空腹、过饱、极度疲劳或对灸法恐惧者，应慎灸。体质虚弱者施灸时，艾炷不宜过大，刺激量不应过强，以防"晕灸"。

（2）补充鱼肉蛋等高蛋白饮食及新鲜蔬菜和水果（熟食为宜），以汤食为宜，多饮水，保证充足的体液。

（5）宣教养成定时排便的意义，尤其是产伤患者；鼓励产妇即使无便意也要定时排便，以增强排便反射。

（4）指导产妇适当活动，增加胃肠蠕动，促进子宫复旧。

5. 临床应用　张健、张相安艾灸关元穴治疗产后便秘43例，观察艾灸关元穴治疗产后便秘的疗效及不良反应。方法：选取86例产后便秘患者，随机分为治疗组及对照组各43例。治疗组连续艾灸关元穴，对照组口服苁蓉润肠口服液，两组均治疗20天，结果治疗组总有效率95.3%，对照组总有效率76.7%，差异具有统计学意义（$P < 0.05$）。治疗组不良反应发生率2.3%，对照组为32.5%，差异具有统计学意义。结论：采用艾灸关元穴治疗产后便秘效果显著，不良反应少。

邱九莲、刘小红观察艾灸治疗产后便秘的临床疗效。方法：选取100例初产妇，50例设为对照组，采用常规产后的护理干预；50例设为研究组，在对照组护理干预的基础上加艾灸治疗。治疗24小时后，每日观察并记录两组产妇解除便秘的效果。结果：研究组总有效率为90%，对照组为70%，两组差具有统计学意义（$P < 0.05$）。结论：艾灸治疗产妇产后便秘，效果良好。

参考文献

［1］王维恒.产后大便难如何综合调治［J］.中医杂志，2009，50（3）：279-280.

［2］苏军辉，潘德强.中药穴位贴敷解除产后便秘的效果观察及护理［J］.中国医药指南，2013，11（29）：509.

［3］周梅娟.穴位按摩对改善剖宫产术后腹胀便秘的临床研究［J］.护理实践与研究，2009，6（3）：25-26.

［4］相小燕.四物汤加味合穴位按摩治疗产后便秘36例［J］.福建中医药，2009，40（1）：41.

［5］娄建玲.针刺干预产后便秘护理体会［J］.河北中医，2015，37（7）：1100-1101.

［6］黎清婵，王一桥，谭若春.针刺双侧足三里治疗产后便秘100例［J］.江西中医药，2010，41（325）：59.

［7］杨双娥，蒋彩云，景明，等.平衡针刺联合归芪通便膏治疗产后大便难34例［J］.中医研究，2014，27（7）：55-57.

［8］齐金羚.耳穴压籽预防产后大便难临床观察［J］.辽宁中医药大学学报，2016，18（3）：153-154.

［9］康珲，张鹏，丛慧芳.耳穴压籽治疗产后便秘30例临床观察［J］.中国民族民间医药，2014，21（4）：34-35.

［10］冯骅，向谊.针灸治疗便秘取穴规律探究［J］.针灸临床杂志，2003，19（10）：2-3.

［11］张辉，陈媛，李应昆.合募配穴论治慢性功能性便秘［J］.中医研究，2013，26（2）：53-54.

［12］黄广妹，罗泰萍.艾条灸神阙穴治疗糖尿患者便秘的疗效观察及护理［J］.中医临床研究，2015，34（6）：132-133.

［13］张健，张相安.艾灸关元穴治疗产后便秘43例［J］.中国中医药现代远程教育，2015，14（9）：112-113.

［14］邱九莲，刘小红.艾灸针对产后便秘的疗效观察及护理［J］.当代护士，2016（11）：89-90.

（卞静静　陆　勤）